DE LA VALEUR SÉMÉIOLOGIQUE

DES

SOUFFLES EXTRA-CARDIAQUES

DE LA BASE

Considérés surtout au point de vue du diagnostic précoce

DES AORTITES

PAR

Le Dr Édouard JOUSSELIN

LYON

A. REY & Cie, IMPRIMEURS-ÉDITEURS DE L'UNIVERSITE

4, RUE GENTIL, 4

1901

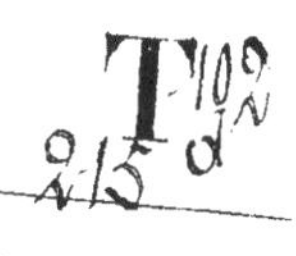

DE LA VALEUR SÉMÉIOLOGIQUE

DES

SOUFFLES EXTRA-CARDIAQUES

DE LA BASE

Considérés surtout au point de vue du diagnostic précoce

DES AORTITES

DE LA VALEUR SÉMÉIOLOGIQUE

DES

SOUFFLES EXTRA-CARDIAQUES

DE LA BASE

Considérés surtout au point de vue du diagnostic précoce

DES AORTITES

PAR

Le Dr Édouard JOUSSELIN

LYON

A. REY & Cie, IMPRIMEURS-ÉDITEURS DE L'UNIVERSITE

4, RUE GENTIL, 4

1901

A MON PÈRE ET A MA MÈRE

Je dédie ce modeste travail comme témoignage de profonde affection et de sincère reconnaissance.

A MON ONCLE

A MA SŒUR. — A MON BEAU-FRÈRE

A MON NEVEU

A MA NIÈCE

A MONSIEUR GEORGES BREUILLAC

Conseiller à la Cour d'Appel de Lyon.

AU DOCTEUR A. POUSSON

Professeur-Agrégé à la Faculté de Médecine de Bordeaux,
Chirurgien des Hôpitaux,
Chargé du Cours complémentaire des maladies des Voies urinaires.

A MES MAITRES CIVILS ET MILITAIRES

A mon Président de Thèse

M. LE PROFESSEUR TEISSIER

Médecin honoraire de l'Hôtel-Dieu,
Membre correspondant de l'Académie de Médecine,
Chevalier de la Légion d'honneur.

INTRODUCTION

C'est à M. le professeur Teissier que revient l'idée première de ce travail. Pendant près de deux ans, nous avons été attaché à son service de l'Hôtel-Dieu, et bien souvent nous avons été frappé de l'importance qu'il donne, après M. le professeur Potain, aux souffles cardio-pulmonaires de la région mésocardiaque, dans le diagnostic des endocardites survenant dans le cours d'un rhumatisme articulaire aigu. Plusieurs fois, il nous a été donné de l'entendre faire un parallèle entre les souffles cardiopulmonaires qui précèdent parfois une insuffisance mitrale, et les souffles de même nature qui précèdent une insuffisance aortique ou une aortite chronique.

Depuis que le professeur Potain a montré que les souffles cardiopulmonaires de la région mésocardiaque occupant une partie quelconque de la systole avaient souvent pour cause une excitation pathologique du cœur, on admet généralement aujourd'hui l'existence d'une relation entre ces souffles et l'endocardite, qui bientôt, ou même longtemps plus tard, se manifestera par un souffle organique. En ce qui concerne les souffles cardiopulmonaires de la base, M. le professeur Teissier est le premier qui ait insisté sur les rapports qui peuvent exister entre eux et une affection de l'aorte envisagée en dehors des lésions valvulaires de son orifice ventriculaire :

Très souvent, chez ses malades de la ville aussi bien que dans les hôpitaux du Perron ou de l'Hôtel-Dieu, il a vu des signes d'excitation cardiaque se traduisant par des réflexes cérébraux, des vertiges, des poussées vasomotrices de la face, un peu d'angoisse, de la douleur rétrosternale avec un peu de tachycardie ou des intermittences, et se traduisant, à l'auscultation du cœur, par un bruit mésosystolique ou diastolique de la base, sans qu'il existe réellement de signes certains d'insuffisance aortique, d'aortite nette ; c'est-à-dire sans augmentation de la matité précordiale, sans élévation du tronc de la sous-clavière, sans hypertension, sans hypertrophie du cœur. On songe, tout d'abord, à une insuffisance aortique ou à une aortite, mais à cause de tous ces signes négatifs, on attribue les malaises accusés par le malade et les signes fournis par l'auscultation à des troubles nerveux ou à des réflexes d'origine gastrique.

Le malade étant suivi pendant quelques mois, on s'aperçoit que le souffle est variable, qu'il a les caractères d'un souffle extracardiaque, puis, peu à peu, il disparaît parfois sans laisser de trace, mais, le plus souvent, il est remplacé par un éclat particulier du deuxième bruit : premier signe d'une aortite qui, insidieusement, va s'installer, et l'on constate bientôt une hypertension notable, l'élévation au tronc de la sous-clavière, l'augmentation de la matité aortique : l'aortite est constituée.

Les choses peuvent en rester là, mais aussi progresser, et plus tard on se trouve en présence d'une véritable maladie d'Hogdson avec son double souffle de va-et-vient et ses crises d'angine de poitrine.

Les phénomènes stéthoscopiques se sont donc ainsi succédé : le premier symptôme constaté a été un souffle extracardiaque, puis, à sa disparition, on a entendu un bruit éclatant au deuxième temps à l'orifice aortique, et enfin le double souffle de l'aortite chronique. Il ne nous paraît pas illogique d'admettre que tous ces phénomènes ont entre eux des rapports que nous essayerons de prouver, et que, peut-être, si l'on avait songé plus tôt à l'aortite, aurait-on pu intervenir à temps, comme dans les endocardites que M. le professeur Potain nous a appris à diagnostiquer et à traiter plus tôt, en donnant aux souffles extracardiaques, considérés autrefois comme anémiques, leur juste valeur séméiologique.

Nous espérons démontrer que l'on peut, à juste titre, envisager les choses en ce qui concerne l'aortite sous un même jour que pour les endocardites, et qu'en conséquence, les souffles extracardiaques de la base doivent, chez certains malades, être pris en très sérieuse considération et dicter une indication thérapeutique dont le malade bénéficierait sûrement.

Voici le plan que nous nous proposons de suivre :

Chapitre premier. — *Historique des souffles extracardiaques de la base et plus spécialement des souffles diastoliques.*

Chapitre II. — *Observations et statistique.*

Chapitre III. — *Diagnostic.*

Chapitre IV. — *Pathogénie et séméiologie.*

Chapitre V. — *Conduite à tenir en présence d'un souffle cardiopulmonaire de la base.*

Conclusions.

Nous ne nous faisons point d'illusion sur la difficulté de notre tâche, et attiré tout d'abord par la nouveauté et surtout par le haut intérêt de notre sujet, nous n'aurions jamais pu le mener à bonne fin sans l'extrême bienveillance de M. le professeur Teissier, qui ne nous a ménagé ni les conseils ni les encouragements. Avant de quitter Lyon, qu'il nous permette de lui exprimer notre reconnaissance pour son éminent enseignement, pour les marques de sympathie qu'il nous a données et pour l'honneur qu'il nous fait en acceptant aujourd'hui, de présider la soutenance de cette thèse.

M. le professeur agrégé Roque a bien voulu nous apporter l'autorité de son diagnostic au sujet de la malade dont l'observation porte le numéro 20 de notre chapitre II, qu'il nous permette de l'en remercier ici très sincèrement.

M. le médecin-major Niclot, répétiteur à l'Ecole du service de santé militaire, dont les savants conseils nous ont facilité l'accomplissement de notre tâche, voudra bien recevoir l'expression de notre profonde gratitude pour tout le temps qu'il nous a consacré, et pour l'observation qu'il a reconstituée à notre intention.

Merci à tous ceux qui ont bien voulu s'intéresser à nous. Merci au Dr Jules Rouyer, en qui nous avons toujours trouvé un ami dévoué : puissent les hasards de la vie de garnison nous réunir, et permettre à nos relations de franche camaraderie de se continuer dans l'avenir.

DE LA VALEUR SÉMÉIOLOGIQUE
DES
SOUFFLES EXTRA-CARDIAQUES
DE LA BASE
Considérés surtout au point de vue du diagnostic précoce
DES AORTITES

CHAPITRE PREMIER

HISTORIQUE

Il nous semble parfaitement inutile de faire un long et complet historique des souffles extracardiaques. Ce chapitre ne devant nous servir qu'à montrer l'existence indiscutable des souffles extracardiaques de la base, nous ne citerons que les auteurs qui, les premiers, ont signalé ces phénomènes, nous réservant de parler de quelques-unes des théories émises pour les expliquer, quand nous traiterons de la pathogénie de ces souffles.

Dans son *Traité d'auscultation médiate*, Laennec, après avoir fait connaître l'existence « des bruits de souffles » chez les sujets atteints de maladie de cœur, met en garde contre des bruits ayant avec eux une grande analogie, mais prenant naissance dans les lames pulmonaires directement comprimées par le cœur, et ne correspondant à aucune lésion orificielle. Laennec signale le premier les bruits extra-cardiaques, et est bien près de leur donner l'explication pathogénique généralement admise aujourd'hui, mais par la suite il ne parle plus de l'influence mécanique du cœur sur le poumon qui le recouvre, et imagine sa théorie du « bruit rotatoire musculaire ».

Par cette simple constatation des différents bruits de souffle entendus dans la région cardiaque, la question des souffles organiques et des souffles anorganiques était soulevée ; mais ce ne fut qu'avec Bouillaud, que la distinction fut faite nettement entre les souffles organiques, c'est-à-dire correspondant à des lésions orificielles, et les souffles anorganiques avec orifices intacts. Pour Bouillaud, dont nous citons les paroles, tout souffle « doux du premier temps, entendu à la base du cœur et se propageant dans les vaisseaux du cou », était inorganique, et seulement celui-là.

Peter divise les souffles cardiaques en sous-mamelonnaires et sus-mamelonnaires; les souffles sous-mamelonnaires sont tous organiques, organiques les souffles diastoliques sus-mamelonnaires et organiques encore tous les souffles systoliques de la base qui sont rudes, intenses, qui ne se propagent pas dans les vaisseaux du cou et s'entendent chez un sujet non anémique.

La part des souffles anorganiques est fort restreinte. Comme Bouillaud, Peter ne range dans cette catégorie que les souffles anémiques systoliques.

Constantin-Paul les appelle « anémo-spasmodiques » parce qu'il croit à un rétrécissement spasmodique de l'artère pulmonaire chez les anémiques. D'ailleurs, il nous faut dire que ces souffles, mis sur le compte de l'anémie et de l'hydrémie, sont localisés par Bouillaud, Peter et Constantin-Paul, au foyer d'auscultation de l'artère pulmonaire, tandis que le professeur Potain tire d'un raisonnement d'une rigoureuse logique la conclusion suivante : « Si un souffle se produit dans les vaisseaux de la base par le fait de l'hydrémie, c'est dans l'aorte qu'il doit se faire entendre et d'une façon prédominante. »

Sans tenir compte des différentes interprétations qui ont été données par les auteurs, il nous est donc permis de dire qu'à la base du cœur on peut entendre des souffles systoliques sans lésion des orifices pouvant les expliquer.

Les observations de Maclachlan en 1843, de Latham, 1845, de Barkley, de Williams 1851, ont été les premières publiées.

Quant aux souffles diastoliques de la base sans lésion des orifices, ils sont si rares que Bamberger, en 1857, peut même nier leur existence. Pour Peter, les souffles diastoliques de la base sont tous organiques, et, avec lui, on admet que tout souffle diastolique entendu dans la région aortique signifie insuffisance aortique. Certes, les souffles diastoliques signes d'une insuffisance aortique sont évidemment les plus nombreux, mais ils ne sont pas les seuls, et à côté d'eux il y a place pour d'autres souffles, qui méritent d'être étudiés parce qu'ils ne répondent pas à une affection organique définitivement constituée.

Les observations de ces souffles commencent à être

nombreuses. Duroziez dans l'*Union médicale*, 1885, relate un souffle diastolique de la base que l'autopsie ne permet pas de rapporter à une lésion des orifices artériels. Puis, successivement, les observations de Weiss, de Potain, de J. Teissier, de Huchard, de Maclachlan, de Barié, de Sahli, de Legendre, de Weill, de Dercle, suffisent à rendre leur existence indéniable.

En groupant les uns à côté des autres les auteurs qui ont signalé ces souffles extra-cardiaques, nous n'avons tenu aucun compte des théories émises par eux pour les expliquer ; nous n'avions qu'un but, c'était de montrer qu'ils existaient.

Nous n'ignorons pas pourtant, que Bamberger en 1857, et Guttmann en 1878, les ont niés, et que plus près de nous des maîtres éminents de l'école lyonnaise, MM. Tripier et Devic, se refusent à les admettre.

Nous lisons en effet, dans leur article du *Traité de pathologie générale* de Bouchard, le passage suivant : « Il nous est arrivé très exceptionnellement de trouver un souffle diastolique, sans que l'autopsie permît de constater une insuffiance aortique manifeste ; mais dans ce cas il y avait des lésions diverses des valvules et de l'aorte qui pouvaient être mises en cause, et il ne s'agissait pas d'un souffle chez un sujet absolument indemne de toute lésion de l'appareil cardiovasculaire. N'ayant jamais pu entendre un souffle diastolique dans ce dernier cas, nous ne pouvons en admettre l'existence. »

Nous pourrions ici citer des observations prouvant, malgré tout, l'existence des souffles diastoliques sans lésion des orifices ou de l'aorte, mais pour la clarté de notre exposition, nous préférons ne faire qu'un seul chapitre d'observations ; que le lecteur veuille donc se reporter aux observations XVII et XVIII du chapitre II, il y verra l'histoire de malades nous permettant de conclure que le souffle diastolique extra-cardiaque de la base existe, que, tout comme le souffle systolique, le souffle diastolique ne correspondant à aucune lésion des orifices peut s'entendre dans le deuxième espace intercostal, à droite et à gauche du sternum. Les souffles systoliques sont les plus fréquetsn, les souffles diastoliques sont rares, surtout parce qu'on ne les étudie pas suffisamment et qu'on les met trop vite sur le compte d'une insuffisance aortique. Ils ont tous les caractères communs aux souffles cardiopulmonaires, ils sont modifiables par la respiration, par l'attitude du malade, peuvent se tranformer, *in situ*, sousl'oreille de l'observateur, en respiration saccadée, et disparaître pendant un certain temps, pour reparaître bientôt, suivant le degré d'excitation cardiaque.

Leur existence est incontestable de par les signes cliniques, de par les autopsies. Ils existent, c'est bien, mais quelle est leur signification ? Il est, certes, d'une importance capitale de savoir si tel sujet qui est porteur d'un souffle a ou n'a pas de lésions organiques. La vie du malade peut être mise en danger par un de ces souffles faussement interprété. Puis, le souffle extra-cardiaque diagnostiqué, le praticien ne doit-il voir dans ce souffle qu'une curiosité tout au plus bonne à satisfaire son amour-propre de clinicien éclairé, ou bien doit-il, au contraire, considérer ce symptôme comme un signe avant-coureur d'une lésion prochaine, susceptible d'un traitement efficace ?

Il y a longtemps déjà que le professeur Potain nous a appris à surveiller soigneusement le cœur des rhumatisants et nous a recommandé d'agir avec énergie dès que ce souffle cardiopulmonaire sera perçu dans la région mésocardiaque : l'endocardite est imminente, et contre elle nous avons à ce moment des armes suffisantes, qui nous permettront de ralentir sa marche ou même de l'empêcher de se produire, pour le plus grand bien des malades.

Mais nous n'avons rien trouvé dans les auteurs ayant trait à la valeur séméiologique des souffles extra-cardiaques de la base. Une phrase pourtant du professeur Potain permet de supposer que le savant clinicien de la Charité avait songé à donner aux souffles diastoliques extra-cardiaques de la base une place importante parmi les symptômes de l'aortite au début. Signalant l'existence de souffles extracardiaques diastoliques dans la fièvre typhoïde, il écrit : « Les altérations que l'aorte subit parfois en ce point, au cours de la fièvre typhoïde, sont susceptibles de faire naître les affaissements diastoliques soudains, cause du bruit anormal. »

Les dates que portent les observations consignées plus loin, que M. le professeur Teissier a bien voulu nous communiquer, montreront que depuis de longues années il considérait les souffles cardiopulmonaires de la base comme ayant quelque rapport avec une aortite sur le point de se constituer.

CHAPITRE II

OBSERVATIONS ET STATISTIQUE

OBSERVATION I

Due à l'obligeance de M. le professeur Teissier.

*B. X..., magistrat quarante-six ans. — Hérédité arthritique. — Syphilis possible, mais non démontrée. — Abolition des réflexes. — Crises angoissantes présentant le syndrome de l'*angor pectoris, *en 1882. — Coqueluche en 1884, excitation du cœur sous l'influence des quintes de toux, perception d'un souffle extra-cardiaque diastolique à la base. — En 1885, nouvelle crise angoissante à syndrome d'aspect angineux, réapparition du bruit extra-cardiaque de la base. — En 1887, disparition du bruit, éclat clangoreux du deuxième temps, poussée d'aortite. — Rhumatisme infectieux en 1888, aortite nette avec double bruit de va-et-vient à la base. — Insuffisance aortique confirmée. — Mort au début de 1889, avec crises d'angine de poitrine subintrantes.*

M. B. X..., appartient à une famille où les manifestations arthritiques sont fréquentes et protéiformes, éprouve lui-même des manifestations rhumatismales variées et des douleurs musculaires à chaque changement de température. Il ignore s'il a eu la syphilis, toutefois, il sait qu'il n'a pas de réflexe rotulien, et de temps en temps, quand il monte un escalier dans l'obscurité, il se trouve mal à l'aise.

Il est préoccupé par la question tabes, mais n'a pas encore accusé de phénomènes cardiaques, et l'auscultation de son cœur permet de reconnaître, en 1882, une intégrité parfaite de volume, de rythme, de timbre.

Brusquement, pendant l'hiver de 1883, à 7 heures du soir, je fus appelé auprès de lui, il venait d'avoir une crise très angoissante de douleurs constrictives intra-thoraciques, il était pâle, les traits tirés, affolé, il était convaincu qu'il venait d'avoir une crise d'angine de poitrine. Mais au moment où il se faisait examiner l'orage était dissipé, et l'auscultation, en dehors d'un léger éclat du deuxième ton à la base sans augmentation de la matité préaortique, ne faisait rien connaître d'anormal. Du reste, la santé resta parfaite jusqu'en 1884 et je ne fus pas appelé à lui donner de soins.

Mais en 1884 M. B. X... contracta la coqueluche, il avait des quintes violentes. Un jour même j'assistai à l'une d'elles et je pus juger de l'état d'excitation de son cœur pendant l'accès. Ce qui me frappa, ce fut l'existence d'un bruit de souffle diastolique très fort, perçu à la base, et que j'eus l'idée d'abord d'attribuer à une perforation valvulaire produite pendant les accès convulsifs. Cependant, ce bruit, malgré son intensité, était variable, subissait l'influence des mouvements respiratoires, peu ceux de la situation couchée ou debout, mais il y avait des instants où il semblait disparaître complètement.

L'année suivante le malade eut une crise analogue à celle de 1882. Il crut encore à un accès angineux. Tout en le rassurant j'éprouvais quelques inquiétudes, car il avait un deuxième ton aortique encore plus accentué qu'autrefois, et de temps à autre le bruit diastolique constaté l'année précédente reparaissait. Je le percevais nettement le malade au lit ; et debout chez moi, par-dessus son linge, le bruit avait complètement disparu ; il n'y avait d'ailleurs aucune modification de volume du cœur, pas d'exagération de tension vasculaire, pas de double souffle de Duroziez, aucun signe périphérique fonctionnel. J'éliminai nettement l'idée d'une insuffisance aortique.

Au printemps 1885, le malade ayant éprouvé sur la place

Bellecour un grand vertige qui le força à s'accrocher aux personnes de son entourage pour ne pas tomber, je résolus de solliciter à son sujet l'opinion du professeur Potain, chez qui je l'accompagnai quelques semaines après. Il m'importait d'avoir un avis particulièrement compétent pour savoir si je devais engager B. X... à solliciter d'autres fonctions moins absorbantes, entraînant moins de travail et engageant moins directement sa responsabilité. Le Maître de la charité examina notre patient avec une scrupuleuse attention et, finalement, en présence d'un cœur absolument normal quant à son volume, d'une pression artérielle tout à fait physiologique, de signes périphériques nuls, de bruits du cœur normaux comme rythme et timbre, de la mobilité du bruit de souffle, et malgré son siège et son sens de propagation sur le bord gauche du sternum vers l'appendice xiphoïde, M. Potain conclut à l'existence d'un souffle extra-cardiaque de la base sans lésion du cœur concomitante.

Le malade rassuré reprit ses occupations avec plus d'entrain que jamais, et pendant trois ans il parut jouir d'une santé parfaite et suffire aux exigences d'une tâche des plus rudes. Mais à la fin de 1888, sous l'empire de préoccupations pénibles et de soucis de diverses natures, l'excitabilité cardiaque sembla se réveiller; de plus, ayant contracté dans une localité humide une poussée rhumatismale localisée surtout sur les gaines des extenseurs du pied droit, notre patient rentra à Lyon avec un œdème localisé au cou-de-pied, une excitabilité nerveuse très pénible, un peu d'angoisse, de dyspnée, et des traces d'albumine dans l'urine.

Au mois d'octobre, une troisième crise angoissante se produisit et sur la nature de laquelle il n'y avait plus de doute à avoir; le syndrome d'Eberden avait été complet. Mais *s'il n'y avait plus de bruit de souffle à l'auscultation*, à ce moment on percevait un bruit clangoreux sigmoïdien, et la percussion révélait aisément une augmentation de la matité précordiale.

De ce jour, l'aortite était constituée et alla toujours en s'aggravant. En février 1889, on percevait un bruit de va-et-vient râpeux n'ayant plus aucune analogie avec le souffle intermittent mobile des premières années. L'aortite avec ulcération et insuffisance d'Hogdson était indéniable, et deux mois après le patient succombait, dans une série de crises d'angor subintrantes.

Remarque. — Si l'on pèse minutieusement les diverses phases de cette observation, il est impossible de ne pas admettre qu'il y ait eu une relation entre les phénomènes stéthoscopiques de la première heure et la lésion terminale de l'aorte. Sans doute, le bruit extra-cardiaque indiquait l'intégrité actuelle de l'orifice aortique et il était légitime d'admettre l'existence d'un souffle cardio-pulmonaire n'ayant par lui-même aucune valeur pronostique grave, mais il n'en est pas moins vrai, étant donnés les divers symptômes éprouvés par le malade : angoisse précordiale à type angineux à plusieurs reprises, la perception du bruit clangoreux sigmoïdien après la disparition du souffle extra-cardiaque, que ce souffle a été en rapport avec des poussées d'aortite qui ont abouti, au bout de sept ans, à la lésion finale, et que ce souffle traduisait l'irritabilité cardio-vasculaire correspondant aux premières manifestations irritatives sur le bulbe aortique.

OBSERVATION II

(Extraite des *Albuminuries curables* du professeur J. Teissier, collection des *Actualités médicales*, et complétée.)

M. B.,. cinquante-sept ans. Phénomènes de pyélonéphrite calculeuse grave, constatés en 1888; faiblesse progressive, aspect blafard des téguments, angoisse dyspnéique, palpitations au moindre effort, signes objectifs de maladie d'Hogdson; bruit clangoreux diastolique avec bruit de souffle, augmentation de la matité aortique et double bruit de souffle de Duroziez; polyurie, hypertension, albuminurie abondante. Traitement méthodique par l'iodure de sodium, le quinquina, le benzoate de soude, plusieurs cures à Vittel. Diminution progressive de l'albuminurie; en 1897, l'albumine persiste à l'état de traces, et les urines sont toujours abondantes et légèrement louches. Le bruit diastolique de la base paraît inconstant et modifié par la respiration; l'état général est sensiblement meilleur. En 1899, au mois de novembre, la santé est excellente, les urines sont plus colorées et claires, l'albumine a disparu. Le bruit sigmoïdien aortique est toujours éclatant, mais il n'y a plus de souffle. Le malade enfin, qui vient seulement demander un conseil pour un membre de sa famille, n'accuse aucun malaise.

Cette observation, prise surtout au point de vue de la néphrite calculeuse, est particulièrement intéressante aussi en ce qui concerne l'évolution des phénomènes cardiaques, M. le professeur Teissier a bien voulu compléter ce qui a trait à ce sujet par les renseignements suivants :

Les phénomènes cardiaques au début étaient tellement précis, que l'idée de maladie d'Hogdson ne pouvait pas ne pas s'imposer, surtout en présence du double souffle de Duroziez très net et d'une hypertension marquée. Il n'en est pas moins vrai que les phénomènes constatés avec une netteté non douteuse en 1888 et reconstatés une ou deux fois par an depuis, jusqu'en 1897, se sont modifiés à cette époque d'une façon remarquable, au point qu'un doute a pu naître sur l'existence réelle de l'insuffisance aortique.

A cette époque, en effet, mieux éclairé peut-être sur le caractère des souffles diastoliques de la base, nous notions très nettement l'influence de la respiration sur le souffle et son inconstance, si bien qu'à cette époque l'idée d'un phénomène purement fonctionnel venait naturellement à la pensée. Mais alors même que le souffle constaté au début aurait pu être attribué à l'existence d'une insuffisance relative consécutive à l'hypertension et à une dilatation passagère de l'anneau aortique, cette hypothèse ne pouvait plus être de mise à l'heure actuelle, en présence de l'inconstance du souffle, de sa mobilité sous l'influence des diverses attitudes. Il fallait donc conclure à un souffle cardio-pulmonaire de la base, très vraisemblablement attribuable à la poussée d'aortite dont le malade avait été porteur. D'ailleurs, le deuxième bruit est plus clangoreux qu'autrefois, le double souffle fémoral de Duroziez indiquant une hypertension permanente ; l'éclat persistant du bruit sigmoïdien est là pour prouver aujourd'hui l'existence de la poussée aortique, mais il s'agit d'un processus qui paraît éteint, le cœur est particulièrement calme maintenant. Il n'existe aucun malaise subjectif. D'ailleurs le souffle intermittent diastolique ne se reproduit pas.

OBSERVATION III

(Due à l'obligeance de M. le professeur Teissier.)

Mlle B. Y..., cinquante-quatre ans. — Antécédents héréditaires nuls. Antécédents nerveux personnels. En 1895, apparition d'une tumeur du sein, d'abord supposée cancéreuse, mais qui disparaît après traitement énergique. En 1897, rhumatisme chronique progressif; fin de la même année, accidents simulant le syndrome de l'angine de poitrine : bruit diastolique sur le bord gauche du sternum, qu'on suppose être extra-cardiaque. Après traitement, disparition du souffle, qui est remplacé par un bruit diastolique clangoreux à la base.

Mlle B. Y..., cinquante-quatre ans, a une excellente hérédité, mais a des antécédents nerveux personnels, à la suite de soucis, de préoccupations, d'ennuis de famille, a présenté en 1895 une tumeur du sein, considérée comme cancéreuse par plusieurs médecins et vraisemblablement d'origine plus bénigne, car elle disparut au bout de douze à quinze mois, sous l'influence, il est vrai, d'une thérapeutique prolongée (chlorure d'or, iode, tanin, arsenic, compression systématique). En 1897, il n'en restait pas trace sensible, mais des accidents douloureux du côté des jointures des doigts et du poignet ne tardèrent pas à se substituer aux premières manifestations morbides; des déformations caractéristiques du rhumatisme chronique progressif s'installèrent, prenant des proportions importantes et allant jusqu'à empêcher la malade de s'habiller seule.

Toutefois ces accidents à leur tour semblèrent s'arrêter, vers la fin de 1897, pour être remplacés par des accidents d'angoisse précordiale, simulant à s'y méprendre le syndrome de l'angine de poitrine : constriction extrême intrathoracique, pâleur de la face, sensation de fin prochaine, vertige... etc., phénomènes angoissant profondément la malade, et l'impressionnant au point de la faire renoncer à sortir sans être accompagnée. En raison de ses antécédents, on était naturellement conduit à songer à des phénomènes névropathiques purs ; mais il fallut bien songer à une autre origine quand on constata à l'auscultation du cœur, sur le bord droit du sternum, un bruit diastolique net avec tous les caractères d'un souffle d'insuffisance aortique, se propageant en filant jusque vers le bord gauche du sternum. La percussion sur la région aortique était aussi douloureuse, et la matité préaortique elle-même paraissait légèrement augmentée. Il fallait bien penser à une manifestation inflammatoire sur le bulbe aortique, et, étant donnés les caractères du souffle, on était naturellement conduit à soupçonner l'existence d'une lésion déjà avancée, avec insuffisance légère de l'orifice.

Cependant, les caractères du souffle, qui était légèrement modifié par la respiration, et s'atténuait la malade étant étendue, laissaient planer quelques soupçons au sujet d'une lésion définitive, et la nature cardiopulmonaire du souffle fut admise, à l'état d'hypothèse possible tout au moins, d'autant mieux que la tension périphérique était faible.

L'avenir justifia ces prévisions, car à la suite d'un traitement prolongé par l'iodure de sodium, arsenic, alcalins, révulsion persévérante sur la région préaortique et série de cures thermales appropriées, les accidents ont complètement disparu, et il ne reste aujourd'hui, à l'auscultation, qu'un bruit diastolique clangoreux à la base, presque un bruit de derbouka, témoin indiscutable d'une poussée d'artérite aortique ancienne, s'étant manifestée par les phénomènes fonctionnels et les troubles objectifs notés plus haut.

OBSERVATION IV

(Due à l'obligeance de M. le professeur Teissier.)

C. L..., soixante-cinq ans. Mère morte albuminurique après vingt-cinq ans d'évolution de néphrite. Père mort d'aortite chronique. — Sœur basedowienne. — Syphilis ancienne bien traitée et n'ayant déterminé aucun accident ultérieur. — En 1896, attaque de goutte avec trace d'albumine dans l'urine. — Printemps 1897, apparition d'un souffle mésodiastolique à la base, sans propagation. — Trois mois après, le souffle n'est pas retrouvé, et, en juillet 1898, bruit de derbouka au deuxième temps, à l'orifice aortique, avec albumine dans l'urine. Un traitement énergique semble avoir enrayé la marche de l'affection.

A la suite de secousses morales pénibles, C. L..., vient consulter le Dr Teissier, à l'automne de 1895, pour un œdème douloureux au cou-de-pied, gauche qui a attiré d'autant plus son attention qu'ayant fait examiner son urine, on y a constaté des traces d'albumine. Hanté par le spectre du tabes, il tient à être éclairé sur l'évolution possible de cette myélopathie, mais il a ses réflexes, n'a pas le signe d'Argyll, et ses douleurs ne sauraient être rapportées, comme l'œdème dont il est actuellement porteur, qu'à une manifestation goutteuse dont les événements ultérieurs affirmèrent la réalité.

Mais au printemps 1897 le malade accuse de l'oppression,

des douleurs précordiales, il a des vertiges pénibles et vient se soumettre à un nouvel examen.

L'attention se porte naturellement sur l'état de l'aorte et de l'orifice aortique, et il est facile d'y constater l'existence, à côté d'un bruit diastolique un peu éclatant, d'un souffle qui lui fait immédiatement suite. Étant donnés les accidents anciens et la disposition goutteuse, cette constatation a une signification importante et fait songer de suite à une détermination aortique.

Toutefois, le souffle n'est pas franc, il ne se propage pas, ne masque pas le bruit diastolique, mais il ne laisse pas que d'être très suspect, d'autant plus que, quelques semaines après, le malade éprouve des crises de névralgie diaphragmatique intenses, avec douleur angineuse précordiale faisant songer au syndrome de l'*angor pectoris*. Cependant, M C. L. ayant été examiné trois mois plus tard, il nous est impossible de retrouver chez lui des traces de ce souffle, mais il a à la place un bruit diastolique sigmoïdien beaucoup plus éclatant, bruit dont le timbre va se rapprochant de plus en plus des caractères du bruit de derbouka, que l'on constate très nettement en juillet 1898. A ce moment l'albumine a reparu dans l'urine.

Depuis cette époque C. L... soumis à un traitement et à un régime extrêmement sévères : révulsion persistante, iodure, préparations iodotanniques, alimentation soignée, n'a pas présenté de nouvelles poussées d'endartérite aortique Le bulbe de l'aorte et les valvules aortiques ont été touchés, mais il n'y a pas perte de substance et l'orifice fonctionne normalement, à tel point que, revu cette année pour des accidents intestinaux et réausculté à cette occasion, le cœur du malade a été trouvé dans un état satisfaisant : pas de souffle, pas d'hypertension sensible, pas d'expansion diastolique de la pointe (choc en dôme), seulement un très léger débordement de la matité préaortique à droite du sternum.

OBSERVATION V

(Due à l'obligeance de M. le professeur Teissier.)

J. D..., cinquante-deux ans, père mort tuberculeux, mère morte basedowienne. — Enfance délicate. — Pas de syphilis. — Alcoolisme. — En 1896, signes d'hépatite interstitielle au début. — Réflexes cardiaques revêtant presque les caractères de l'asystolie hépatique. — En 1899, névrites périphériques alcooliques : double souffle de va-et-vient à l'orifice aortique, avec matité préaortique augmentée mais tension artérielle basse. En 1900, le souffle de va-et-vient a disparu.

M. J. D.... a eu une enfance très délicate. mais a pris le dessus grâce à une hygiène parfaite et à des soins maternels particulièrement intelligents et dévoués. Pas de syphilis. Il y a quatre à cinq ans, à la suite de gros soucis financiers et de préoccupations politiques qui ont conduit le patient à faire un usage immodéré de l'alcool, M. J. D.... présente des signes de congestion du foie faisant songer à un début d'hépatite interstitielle, mais se manifestant surtout par des réflexes cardiaques revêtant presque le caractère de l'asystolie d'origine hépatique : grosse dilatation des cavités droites, insuffisance tricuspidienne, réflexe jugulaire, œdème des membres inférieurs jusqu'à mi-cuisse.

Grâce à sa robuste constitution, au régime lacté très rigoureusement suivi et à l'usage de la caféine, les accidents sont conjurés. Malheureusement le malade au bout de quelques années reprend ses habitudes fâcheuses, et, en 1899, il vient consulter le Dr Teissier pour des accidents névritiques périphériques, simulant le tabes par l'intensité des douleurs, l'atténuation des réflexes, l'incertitude dans la marche qu'ils entraînent. Toutefois, à noter l'absence du signe d'Argyll, pas de véritable signe de Romberg, mais à l'orifice aortique un double bruit de souffle de va-et-vient tellement intense, avec augmentation de la matité préaortique, abaissement de la pointe du cœur (avec pression artérielle basse toutefois), que nous crûmes devoir avertir sa famille qu'il était gravement menacé, par suite d'une lésion aortique qui paraissait véritablement constituée.

Quel ne fut pas notre étonnement quand, un an après, consulté par lui pour un membre de sa famille, et ayant saisi cette occasion pour l'ausculter, nous constatâmes la disparition du bruit de souffle qui nous avait impressionné l'année précédente, et que, malgré une certaine expérience du diagnostic des souffles extracardiaques, nous n'avions pas songé à rattacher à une origine cardiopulmonaire. Nous devons en plus faire remarquer que le siège du bruit de souffle et ses caractères ne pouvaient faire songer à le rattacher à un bruit de frottement péricardiaque.

OBSERVATION VI

Observation I de la thèse de Magdelaine, Paris, 1897. — Publiée à deux reprises. — 1° Sur un cas de diplégie faciale totale d'origine artérielle, par MM. Labadie-Lagrave et Em. Boix. — Exemple de souffles cardiopulmonaires à foyers multiples, très intenses, simulant un rétrécissement mitral, avec insuffisance et surtout une insuffisance aortique, par M. H. Huchard.

Marguerite Lor .., âgée de trente ans, est entrée à Necker le 15 décembre 1893. Ce n'est pas la première fois qu'elle était obligée d'entrer à l'hopital. En effet, au mois d'avril 1893, elle fut soignée pendant trois mois, pour des accidents puerpéraux, avec symptômes cardiaques et albuminurie achevante; elle dut s'aliter de nouveau au mois de décembre, la même année, pendant huit jours.

Puis, en janvier 1895, de nouveaux accidents l'obligèrent à entrer à la Charité. Elle présenta à cette époque une diplégie faciale double, que l'on attribua a une cause artérielle; son cœur fut examiné avec grand soin, et c'est la partie de l'observation prise à la Charité, qui concerne cet organe, que nous rappelons d'abord avant d'exposer les symptômes que nous avons observé nous-mêmes.

« 1° Les phénomènes cardiopathiques éprouvés par la malade en décembre 1894, attirent d'abord l'attention sur l'appareil circulatoire. La main appliquée sur la région précordiale, y perçoit un véritable rythme de galop à intervalles égaux, en même temps qu'un frémissement très net. L'oreille est d'abord déroutée par ce cœur tumultueux et hypertrophié, dont les bruits, d'ailleurs variés, ont tendance à se confondre, et sur lesquels dominent un souffle au second temps à l'orifice aortique, avec maximum vers la pointe sternale, et ce même bruit de galop roulant, surtout perceptible dans la région de la pointe.

Avec quelque attention, on se rend compte que le premier temps de ce roulement est présystolique, qu'un souffle mitral très doux le suit immédiatement, marquant sans doute la systole ventriculaire, que ce souffle bref est presque aussitôt recouvert par le second et le troisième temps du roulement, qui se succèdent coup sur coup. Ce roulement, après le souffle, a un timbre particulier qui ressemble à un bourdonnement. Si on ausculte tout à fait dans l'aisselle, on n'entend que le souffle systolique, assez long et très net.

A la base, le premier temps présente une rudesse prolongée, presque un souffle roulé, et ce bruit est assez comparable, sauf le dédoublement, au bruit de la pointe. Mais tandis qu'à la pointe on peut percevoir le souffle systolique isolé en s'éloignant dans l'aisselle, ici, ce premier temps est un et irréductible. Le deuxième temps est occupé par un souffle typique d'insuffisance aortique, qu'on retrouve très net à l'appendice xiphoïde.

En somme, insuffisance mitrale avec un certain degré de rétrécissement mitral, aortite, sinon rétrécissement aortique et insuffisance aortique. La crosse aortique bat un peu au-dessus de la fourchette sternale.

Le Dr Duroziez, qui ausculta la malade dans les derniers

temps, tenant compte de sa chute dans l'escalier vers le cinquième mois de sa grossesse et des étouffements qu'elle éprouve depuis cette époque, porta le diagnostic de « rupture valvulaire des sigmoïdes ».

Le pouls radial présente des caractères qui tiennent à la fois de la maladie mitrale et de l'insuffisance sigmoïdienne. On le sent s'élever progressivement, pour arriver à un maximum d'onde un peu brusqué, mais qui retombe immédiatement. Bien que le tracé sphygmographique n'ait pas été pris, on peut se le figurer ainsi, d'après la sensation que donne au doigt l'artère : ligne d'ascension lente, descente brusque après un maximum peu élevé, crochet de décrotisme.

Le double souffle crural n'a pas été obtenu.

Tel fut le diagnostic porté pendant la vie par M. Labadie-Lagrave. Il ne diffère pas sensiblement de celui de M. Huchard. M. Duroziez, après avoir vu la malade, n'a pas hésité, en considération de la chute dans l'escalier faite par cette femme vers le cinquième mois de la grossesse, à porter le diagnostic de « rupture valvulaire des sigmoïdes ». Plusieurs s'étaient arrêtés à cette supposition.

La malade entre à Necker le 15 décembre 1894, en proie à une dyspnée très marquée, sans type spécial, et un peu d'œdème des membres inférieurs. Elle accuse des battements violents dans la région précordiale et à la base du cou.

L'aspect du thorax montre que la paroi est soulevée par des battements cardiaques assez violents et qu'à ce niveau il y a un certain degré de voussure. La pointe bat dans le sixième espace, en dehors du mamelon. La zone de matité est augmentée, et il est manifeste qu'il y a hypertrophie, surtout aux dépens du ventricule gauche. Pas de frémissement, pas de sensation spéciale à la palpation, autre qu'une sensation de soulèvement.

Les signes fournis par l'auscultation prennent ici un caractère du plus grand intérêt, et ce qu'on entend d'abord, c'est un gros souffle diastolique dont le maximum est à la base, mais on constate que les bruits du cœur ne sont pas normaux.

A la pointe, on entend un bruit surajouté pendant la systole avec un premier temps un peu sourd, pas de dédoublement du second temps à la base ; ce bruit surajouté simulait le roulement présystolique du rétrécissement mitral et pouvait y faire songer ; mais l'examen très précis des sensations auditives et tactiles fit rejeter par M. Huchard ce diagnostic, pour adopter celui de bruit de galop présystolique. L'intégrité absolue de l'orifice mitral ne fut cependant pas affirmée, d'autant que le bruit systolique de la pointe était légèrement soufflant.

A la base on entend un souffle diastolique énorme, musical, à timbre serratile. qui s'entendant dans toute la région du cœur, présente un maximum à la base, mais non pas tout à fait au lieu d'élection ; il siégeait un peu en dedans du sternum, vers la gauche, et il se propageait non seulement en bas mais à gauche, un peu dans la direction de la pointe, au niveau de laquelle le souffle s'entend encore ; il occupe une partie du grand silence, se fait entendre après le second bruit, sans le continuer, et il vient presque se confondre avec le bruit systolique surajouté de la pointe.

Malgré cette légère anomalie de siège et de propagation, le diagnostic d'insuffisance aortique fut adopté, non sans quelque restriction de la part de M. Huchard, qui en raison du timbre spécial de ce souffle, de sa localisation un peu anormale, de sa production après le second bruit, et surtout en raison de sa grande intensité, montra cette malade à l'un de ses collègues de l'hôpital et à plusieurs candidats au Bureau central. Tout le monde fut d'avis qu'il s'agissait d'une insuffisance aortique, d'autant plus que le système artériel chez cette malade paraissait assez atteint (néphrite interstitielle, hypertrophie cardiaque), et même, étant données l'intensité de ce souffle et l'aggravation des malaises éprouvés par la malade à la suite d'une chute violente dans un escalier, on posa la question de rupture de l'une des valvules sigmoïdes.

Quant à la propagation vers la pointe, elle pouvait s'expliquer par le fait d'une altération de la grande valve de la mitrale, comme le fait est assez fréquent chez les aortiques, parce que cette altération sert en quelque sorte de conducteur au bruit de souffle.

Cette malade, en effet, est une artérielle. En outre du souffle diastolique, elle présente également à la base un premier bruit légèrement râpeux, constituant aussi un bruit de va-et-vient assez caractéristique. Ce bruit systolique fut mis sur le compte, non pas d'un rétrécissement aortique, mais d'une aortite concomitante.

La percussion de l'aorte n'a rien donné de précis chez cette malade, mais il y avait un léger soulèvement des sous-clavières, animées, comme les artères du cou. de battements assez violents.

Les radiales ne s'affaissent pas complètement sous le doigt, elles sont un peu dures au toucher et le pouls est serré, concentré, un peu cordé. sans avoir cependant les caractères du pouls de Vieussens et de Corrigan ; il n'augmente pas d'une façon notable par l'élévation du bras. Le double souffle crural a été recherché et n'a pas été trouvé. Mais l'absence de ce signe n'avait dans l'espèce qu'une importance relative, en raison même des complications dont on supposait l'existence à l'orifice mitral.

Il n'en est pas moins vrai qu'ici l'hypertrophie du ventricule gauche, les battements artériels du cou, la dureté du pouls radial (tous symptômes en rapport avec la néphrite interstitielle dont la malade était atteinte) semblaient corroborer le diagnostic d'insuffisance aortique, surtout avec un souffle diastolique de la base.

Bien que la malade présente un peu d'œdème des membres inférieurs, les cavités droites ne semblent pas dilatées ; les jugulaires sont peut-être un peu saillantes, mais la malade présente peu de signes d'hyposystolie ; l'auscultation de la poitrine est négative, le foie n'est pas augmenté de volume et il n'y a pas de sensibilité spéciale de cette région.

Les urines sont peu abondantes depuis quelques jours et elles présentent une grande quantité d'albumine La malade ne présente pas et n'a, du reste, jamais présenté de symptômes d'urémie.

Sous l'influence du régime lacté et du repos, les œdèmes disparurent et l'albumine diminua de quantité (1 gramme au lieu de 3).

La malade entra comme infirmière dans le service, mais à trois reprises elle dut s'aliter pour des crises d'œdème aigu du poumon bien caractérisées.

Le 25 décembre, sans prodromes, la malade, qui était un peu fatiguée depuis quelques jours et qui se plaignait un peu de battements de cœur, avait pris le lit ; elle fut prise d'une perte de connaissance subite avec quelques phénomènes convulsifs sans localisation spéciale, puis en quelques minutes la mort survint pendant la visite du matin.

Autopsie : A l'ouverture du thorax, on constate une notable hypertrophie du ventricule gauche, qui est très dur au toucher et dont la paroi atteint une épaisseur de 22 millimètres. La coloration du myocarde est normale, on constate cependant à la coupe un certain nombre de petits îlots d'un gris jaunâtre se détachant assez nettement sur la coloration rouge du muscle cardiaque (sclérose insulaire). Poids du cœur 450 grammes, aucune trace de péricardite.

L'examen des orifices du cœur est pratiqué avec le plus grand soin, et l'épreuve de l'eau permet d'abord de constater que les valvules sigmoïdes de l'aorte sont absolument suffisantes, que leur affrontement se fait d'une façon complète, ce qui du reste est en rapport avec l'intégrité complète de leur structure, de leur forme, de leur souplesse et de leurs dimensions restées normales. Il y a seulement, comme dans tous les cas où l'hypertension artérielle a été très accusée pendant la vie, une profondeur plus accusée des nids valvulaires.

Au-dessus de l'orifice, l'aorte n'est pas manifestement délatée, mais sa structure est assez modifiée ; elle présente à 3 ou 4 centimètres de son origine et au niveau des orifices artériels quelques plaques d'aortite récente, un peu moins larges que des pièces de 50 centimes, non pas crétacées et rugueuses, mais lisses quoique un peu chagrinées, légèrement saillantes et de coloration un peu jaunâtre. L'embouchure des coronaires est légèrement déformée, irrégulière, mais à peine rétrécie, et sur tout leur parcours on ne constate aucun rétrécissement appréciable.

L'orifice mitral se présente sous l'aspect normal, il n'y a pas de rétrécissement de l'orifice, mais celui-ci est notablement élargi (insuffisance fonctionnelle). La petite valve est absolument saine et il en est de même des cordages tendineux, qui ne sont ni rétractés, ni adhérents entre eux. La grande valve présente seulement, à 1 centimètre au-dessus du bord libre, une demi-couronne de petites plaques jaunâtres, comme cela se rencontre d'une façon un peu banale dans tous les cas de sclérose artérielle. Ces deux valves ont conservé leur souplesse habituelle. Les orifices tricuspidiens et pulmonaires sont absolument sains. Rien d'anormal au cœur droit, et les oreillettes ne présentent aucune lésion, aucune thrombose.

Aux poumons, seulement un peu de congestion

Le foie est un peu gros et dur à la coupe.

Les reins sont un peu atrophiés, se décortiquent mal et présentent les lésions d'une néphrite mixte.

Cerveau : inondation du quatrième ventricule.

Remarque : Nous avons reproduit en entier cette observation, la relation de l'autopsie seule a été résumée.

Cette observation intéressante par son souffle diastolique de la base, souffle particulièrement difficile à interpréter étant donnés les autres symptômes que présentait la malade : hypertrophie du cœur, hypertension artérielle, et que l'autopsie démontre être cardio-pulmonaire, nous a paru entrer parfaitement dans le cadre de notre sujet. N'est-il pas logique d'admettre que ce souffle cardio-pulmonaire, qui a persisté pendant une longue période de la vie de la malade, était sous la dépendance d'une excitation de l'aorte, d'autant plus qu'à l'autopsie les seules lésions constatées sont justement des lésions d'aortite récente ? Certes, il aurait été utile pour nous de savoir si jusqu'à la mort de la malade le souffle s'entendait avec les mêmes caractères, s'il n'avait pas fait place à un claquement sigmoïdien exagéré. La malade mourant même avec son souffle diastolique cardiopulmonaire, nous avons cru devoir enregistrer cette observation, qui montre qu'un souffle diastolique peut parfaitement exister sans insuffisance aortique ; nous ferons en outre remarquer que l'aortite constatée était à son début.

OBSERVATION VII (résumée).

(Service de M. le professeur Teissier, hospice du Perron.)

C. M. voiturier, soixante-deux ans. En 1883, premier séjour à Saint-Pothin pour bronchite, laryngite et douleurs rhumatismales. Double souffle à l'orifice aortique. — En 1884, au mois de juillet, nouvelle attaque de rhumatisme : souffle systolique à l'orifice aortique — Entre au Perron en octobre 1884 : rhumatisme : bruit de souffle systolique dans le deuxième espace à droite du sternum. Le souffle diastolique n'existe pas. — En novembre de la même année le bruit de souffle diastolique reparaît pour devenir définitif. En 1885, crise angineuse améliorée par la saignée. — Jusqu'en 1887, le malade traîne et présente toujours son double souffle. En octobre 1887, mort au milieu d'accès angineux. Autopsie.

Père mort à soixante-treize ans, arthritique, mère morte à soixante-neuf ans de maladie inconnue. Antécédents personnels bons.

En 1883, après une exposition prolongée à la pluie, notre malade prend une bronchite avec détermination laryngée, est traité à Saint-Pothin. Pendant son séjour à l'hôpital, attaque de rhumatisme. Le malade souffrit de ses articulations pendant près de cinq mois. En juillet 1884, après une nouvelle exposition au froid et à l'humidité, nouvelle attaque de rhumatisme. Séjour à Saint-Pothin, et finalement, le malade entre au Perron en octobre 1884, dans le service de M. le professeur Teissier.

Sur l'observation prise pendant son séjour à Saint-Pothin, nous trouvons : « Le malade est entré le 5 décembre 1883 pour une bronchite, en est sorti le 9 avril 1884 non guéri, mais bien mieux. Aujourd'hui le malade se plaint beaucoup de son épaule droite, tousse beaucoup, est énervé par moment et est assez essoufflé, a comme des accès d'asthme.

L'auscultation fait entendre en arrière et à droite quelques râles sibilants, à gauche au-dessous de la pointe de l'omoplate des râles fins, humides ; à ce niveau il y a de la submatité. En avant on entend peu le murmure vésiculaire, surtout à gauche.

Le cœur paraît un peu dilaté. Au niveau de la base vers le sternum et de chaque côté de cet os on entend un souffle systolique. Ce souffle s'entend à la pointe et dans tout le creux épigastrique.

Rien au foie.

Pas d'albumine dans l'urine.

Athérome artériel prononcé.

Ces symptômes n'ont pas varié pendant tout son deuxième séjour à l'hôpital jusqu'à son départ pour le Perron.

Pendant son premier séjour on avait cru trouver à la base un deuxième souffle d'insuffisance, assez léger il est vrai, mais qui disparut au bout d'environ deux mois et qui n'a plus été constaté depuis lors. Ausculté fréquemment, on a entendu seulement les souffles précités. Ce souffle diastolique inconstant nous a fait songer à un souffle anorganique. Depuis lors, le malade se plaint continuellement de rhumatisme chronique localisé surtout à l'épaule.

De l'examen fait à son entrée au Perron, il résulte que le malade présentait une poussée aiguë de son rhumatisme chronique. Le genou gauche est augmenté de volume, l'articulation est empâtée, la douleur est vive aux mouvements spontanés et provoqués. Craquements. Douleur le long du sciatique gauche.

L'épaule droite est douloureuse surtout en avant, sans augmentation de volume mais craquements nets. A gauche craquements. De ce côté le bras jouit de tous ses mouvements, tandis que le bras droit ne peut être élevé.

Poumons : râles sous-crépitants aux bases. Toux presque nulle, expectoration faible.

Cœur : Bruit systolique râpeux à la base. P. = 64, battements réguliers.

Léger athérome des artères du bras

10 novembre. — Après une sortie, le malade rentre en proie à une douleur très vive siégeant dans les muscles du cou et de la nuque et s'irradiant vers les épaules. Cette douleur apparaît par accès.

Poumons : Rien. Pas de dyspnée, pas de point de côté

Cœur : N'a pas été examiné.

Pas de fièvre

11 novembre. — Dyspnée. Iodure d'éthyle.

12 novembre. — Même dyspnée, 34 respirations à la minute. T. = 37°7. P. = 72. Sonorité thoracique pas modifiée. En avant, sous les clavicules sibilances plus marquées. Râles muqueux abondants aux deux bases.

Cœur : Battements sourds. Double souffle à la base, systolique plus intense. Voix éteinte. Tirage sus-sternal, face un peu violacée.

13 novembre. — Le malade va un peu mieux, les symptômes dyspnéiques se sont améliorés, mais le double souffle de la base persiste.

Au mois de septembre 1885, le malade a une crise d'angine de poitrine que seule la saignée a pu améliorer. On retire 300 grammes d'un sang noir, peu fluide, qui s'écoule en bavant. Jusqu'en janvier 1886, bon état relatif, le malade a repris son train de vie habituel, a pourtant parfois de légères crises de dyspnée quand, vers la moitié du mois de janvier, il eut une nouvelle crise angoissante avec sensation de griffe sur la poitrine. Cette crise diminue peu à peu d'intensité, mais ne disparaît pas complètement, la dyspnée persiste, le malade est obligé pour respirer de demeurer assis sur son lit, il ne peut dormir renversé sur son oreiller. La percussion de la poitrine donne partout une sonorité normale avec un point douloureux à droite de la colonne vers l'épine de l'omoplate.

Aux deux bases, râles sous-crépitants.

Cœur : Toujours double souffle râpeux à droite du sternum dans le deuxième espace.

28 janvier — On note de l'hydarthrose du genou droit.

Juin 1886. — L'état général est satisfaisant, les crises dyspnéiques ont cessé.

Décembre. — Les crises de dyspnée ont disparu et le 29 de ce mois on applique une traînée de pâte de Vienne à la partie supérieure du sternum.

Jusqu'en mars 1887, le malade passe par des alternatives de bien être relatif et de dyspnée angoissante; à cette époque, on note une légère amélioration.

Octobre 1887. — Les crises d'oppression se succèdent rapidement, ne laissant entre elles qu'un court espace de repos, à condition que le malade garde le lit et ne fasse pas de mouvement.

A l'auscultation la poitrine est pleine de râles sous crépitants de différent volume. Sonorité anormale.

Cœur. — Difficilement ausculté, mais on ne distingue rien de particulier. Le pouls ne donne rien à signaler. La morphine soulage le malade qui meurt le 27 octobre, après avoir présenté pendant un jour et une nuit un grand nombre d'accès subintrants d'angine de poitrine.

Autopsie. — Cœur très hypertrophié. Aorte présente deux dilatations, une première plus volumineuse au niveau de sa portion ascendante, une seconde moindre au commencement de sa portion descendante. Elle est de plus incrustée de plaques calcaires.

Reins congestionnés et un peu graisseux.

Poumons : Emphysème et congestion.

OBSERVATION VIII

Service de M. le professeur Teissier (Hôtel-Dieu).

R. J., quarante-huit ans, jardinier, entré salle Sainte-Jeanne, le 20 juillet 1896. Mal de Bright. Aortite chronique. Dilatation de l'aorte ascendante (centre de battements à droite du sternum et bruit de souffle rythmé par la respiration). Enorme dilatation de la jugulaire interne avec reflux (compression possible de la veine cave). Œdème des membres inférieurs et de l'abdomen. Soupçon de symphyse cardiaque. Dépression ondulatoire systolique dans le troisième espace intercostal gauche au-dessus du mamelon. Autopsie.

Père mort âgé. Mère morte d'une affection utérine. Une sœur morte tuberculeuse. Un frère mort de fièvre typhoïde. Marié, n'a pas eu d'enfant. Sa femme n'a pas eu de fausse couche. Pas d'alcoolisme, pas de syphilis, pas de rhumatisme. A l'âge de quatorze ans, étant à Beaurepaire, dans l'Isère, a eu la fièvre intermittente pendant deux mois. Jusqu'à l'âge de vingt et un ans, il a été un peu maladif, mais après s'est bien porté.

Son affection actuelle a débuté il y a huit mois. A pris froid et a été exposé à la pluie sur une voiture découverte ; en arrivant chez lui a constaté une grande fatigue, mais néanmoins ne s'est mis au lit que deux jours après. A ce moment, il se plaignait de dyspnée et de toux, sans point de côté ni expectoration rouillée. Il est resté chez lui, au lit, pendant deux mois, puis est entré à l'hôpital où l'on constata de l'œdème des jambes et du ventre avec de l'essoufflement et des palpitations. On le met au lait et à la digitale. Au bout de deux mois, il sortit très amélioré. Chez lui il ne put reprendre son travail et se remit au lit à la fin du mois de mai.

Actuellement, on constate une dyspnée très vive, de l'œdème

des membres inférieurs et de la paroi abdominale. Il tousse à peine et son expectoration est insignifiante.

Poumons : Râles sous-crépitants aux deux bases.

Cœur : Pointe dans le quatrième espace en dehors du mamelon, à peu près à son niveau. Elle ne se déplace pas avec les différents changements de position. Pas de frémissement. A l'inspection, on voit à chaque systole une suite d'ondées transversales se propageant dans les deuxième et troisième espaces intercostaux, du sternum à l'aisselle.

A l'auscultation, on ne trouve ni souffle ni frottement, mais galop à la pointe.

Aux vaisseaux, on trouve une énorme dilatation à droite, partant de l'extrémité interne de la clavicule et remontant parallèlement au sterno-cleido-mastoïdien. Cette dilatation paraît appartenir à la jugulaire interne. Ce vaisseau présente des battements diastoliques bien distincts des soulèvements systoliques d'origine artérielle. A l'auscultation, on n'y entend pas de souffle bien net, mais la propagation des deux bruits, dont le premier devient traînant et comme roulé. Le pouls est régulier, à 88.

Foie : Difficile à sentir à cause de l'œdème de la paroi, mais ne paraît pas augmenté de volume.

Rate : Rien à signaler,

Œdème considérable de la paroi abdominale, qui est tendue et luisante. Peut-être un peu d'ascite.

Œdème des membres inférieurs.

25 juillet. — On trouve au sommet droit en avant, de la respiration saccadée en trois temps (type Potain). Il y a plus de saccades que de battements du cœur.

Circonférence à l'ombilic, 23 1/2.

Respiration thoracique se fait sentir d'une façon évidente sur les veines de l'aisselle dilatées. Pouls veineux.

10 août. — Submatité à la base gauche, obscurité de la respiration, pas de souffle.

20 août. — Urine, 1500 centimètres cubes. Actuellement, on entend au cœur, un bruit de galop affaibli à la pointe ; à la base, dans le premier espace intercostal droit, double souffle, le diasto-

lique plus intense contre le sternum. Zone de matité dépassant le sternum d'un travers de doigt dans les deux premiers espaces intercostaux droits. Elévation de la sous-clavière. Œdème des membres inférieurs et du scrotum. Epanchement ascitique abondant. On fait chaque jour une injection de 2 centimètres cubes de néphrine.

10 septembre. — A la pointe, souffle systolique intense en jet de vapeur, avec propagation du côté de l'aisselle. A la base, double souffle aortique. La respiration a un peu le rythme de Cheyne-Stokes. Pouls assez fort.

21 septembre. — Le souffle systolique de la pointe a à peu près disparu, le double souffle de la base persiste aussi intense. Cœur régulier, pouls assez fort, dyspnée moindre. La respiration a repris son type normal, l'œdème a un peu diminué.

28 septembre. — Le mouvement de tremblotement de la base a à peu près disparu, il est très accentué à la pointe, sur une très large surface (6e, 7e, 8e espaces en dehors de la ligne mamelonnaire). Pointe perceptible sur une très grande surface (6e, 7e, 8e espaces). Dans le 7e espace, au moment où le doigt perçoit le choc de la pointe, il semble qu'à la vue on ait une dépression. Cheyne-Stokes très complet. Pas de différence pendant le soulèvement inspiratoire des deux côtés de la poitrine, mais la dépression inspiratoire des espaces intercostaux est plus forte à gauche. Gonflement des veines du cou, surtout à droite, avec pouls veineux présystolique.

A l'auscultation, galop présystolique et souffle systolique de la pointe. A la base, retentissement en coup de bélier au deuxième bruit, et en même temps souffle diastolique intense, qui a son maximum, au deuxième espace et sur le bord gauche du sternum se propageant peu vers la pointe, mais bien en haut vers l'articulation sterno-claviculaire gauche, où on pourrait même placer son maximum. L'aorte est toujours très perceptible au-dessus de la fourchette sternale. Les deux pouls sont égaux et synchrones. Ascite, un peu d'œdème du membre supérieur gauche. Œdème des membres inférieurs. Cheyne-Stokes avec période d'apnée très longue.

28 septembre. — Le malade est beaucoup plus fatigué depuis quelques jours. Il est très essoufflé et à peu près aphone. Amaigrissement notable. A l'examen laryngoscopique, on constate une paralysie complète de la corde vocale gauche. Le malade refuse tout traitement.

21 octobre. — Le cours du sang dans les veines superficielles de l'abdomen se fait de bas en haut.

27 octobre. — Galop diastolique de la pointe.

18 novembre, **Autopsie.** — On ouvre le thorax avec précaution après avoir disséqué les veines du cou. La jugulaire droite est très dilatée, de la grosseur d'un doigt, et la veine cave supérieure, dilatée en proportion, est de la grosseur de l'aorte normale. L'aorte présente une dilatation très marquée, immédiatement à son émergence du cœur, surtout aux dépens de son bord droit; cette partie dilatée et plissée (à vide sur le cadavre) recouvre le tiers environ de la surface de la veine cave supérieure. Les lames pulmonaires recouvrent le tout. La veine cave inférieure est très dilatée, mais non le système des veines du cou.

Cœur : examiné avec grand soin, ne présente pas d'insuffisance aortique à l'épreuve de l'eau. Les valvules aortiques sont saines, non soudées, assez souples. Petite plaque d'athérone sur la crosse qui est dilatée et amincie.

Rien aux valvules mitrales. Rien d'anormal au cœur droit, qui est dilaté.

Pas de symphyse, aucune adhérence péricardique, pas d'épanchement.

Poumons : rien d'anormal.

Foie : rien à signaler.

Rate : normale.

Reins : petits, d'un volume à peine supérieur à une grosse noix, contractés, fibreux, durs à la coupe, rien aux capsules surrénales.

OBSERVATION IX

(Service de M. le professeur Teissier, Hôtel-Dieu.)

G. T..., piqueuse de bottines, seize ans, entre à l'hôpital le 12 décembre 1892. — Rhumatisme articulaire aigu se compliquant d'endocardite. — Souffle systolique à la pointe se propageant dans l'aisselle. Souffle diastolique à la base, qui fait d'abord songer à une insuffisance aortique, mais il est inconstant et disparaît quand on fait lever la malade.

Le père de la malade est mort depuis longtemps, d'une maladie inconnue. La mère est bien portante. Elle a deux frères qui n'ont jamais été malades. Aucune affection héréditaire dans la famille. La malade se rappelle avoir été assez souvent malade, mais on ne peut lui faire préciser exactement à quelles affections on a eu affaire. Pas d'otites. Pas d'adénites. A douze ans, attaque de rhumatisme articulaire aigu généralisé, qui dure trois mois. Aucun symptôme de cardiopathie à la suite de cette attaque.

A la fin de novembre 1892, deuxième attaque de rhumatisme articulaire aigu. Actuellement, il n'y a que peu de gonflement dans les différentes jointures, qui ne sont pas rouges. Seuls les doigts des deux mains sont très œdématiés. Pas d'hydarthrose aux genoux. La malade est pâle, les muqueuses sont très décolorées. Sueurs abondantes. Pas d'appétit. L'état général, pourtant, n'est pas mauvais Pas d'amaigrissement notable.

Cœur : la pointe bat dans le cinquième espace intercostal, un peu en dehors de la ligne mamelonnaire. Pas de frémissement à la palpation. La matité précordiale n'est pas augmentée.

A l'auscultation, on trouve à la pointe un léger souffle systolique, doux, propagé du côté de l'aisselle. En outre, il existe dans le troisième et le quatrième espace, à gauche du sternum, un double souffle rude, un bruit de va-et-vient qui se reproduit à toutes les révolutions cardiaques. La respiration ne semble pas l'influencer. La pression du stéthoscope semble l'exagérer. Léger bruit de diable dans les vaisseaux du cou.

Poumons : épanchement aux deux bases, plus marqué à gauche qu'à droite.

Pas d'albumine dans les urines.

13 décembre. — Double souffle très net. Le souffle diastolique suit immédiatement le deuxième bruit, donnant la sensation d'un bruit de galop. Pas de souffle de Duroziez, ni double claquement. Ni pouls capillaire. Ni battements carotidiens.

La tension artérielle est égale à 14 centimètres de mercure.

14 décembre. — Le souffle diastolique de la base a disparu. Seul persiste le souffle du premier temps, qui est mésosystolique.

A la pointe, on a toujours le souffle systolique se propageant dans l'aisselle.

31 décembre. — Deuxième bruit éclatant à droite.

9 janvier. — La malade se plaint de nouveau de toutes ses articulations, mais on ne constate pas de gonflement. Seulement, on retrouve à la base le souffle diastolique sur la partie médiane du sternum, à la hauteur de la troisième côte. Le premier bruit est sourd. Le claquement des valvules sigmoïdes est particulièrement éclatant, et aussitôt après lui se produit le souffle diastolique.

16 février. — Mêmes signes au cœur.

4 mars. — Le souffle diastolique est en jet de vapeur. La malade est pâle, se plaint d'avoir le matin un peu de vertige. Pas de double souffle de Duroziez. Un peu de pouls de Corrigan. Pas de danse des artères.

20 mars. — On note le double souffle de Duroziez (?).

14 avril. — Depuis un mois, les signes persistent absolument les mêmes. Cependant, un fait qui n'avait pas encore été remarqué chez notre malade, c'est que le souffle diastolique, si net quand la malade est couchée, disparaît si on la fait lever.

L'observation s'arrête au 14 avril.

OBSERVATION X (résumée).

Service de M. le professeur Teissier (Hôtel-Dieu).

D. C..., vingt-sept ans, employé de commerce, a eu à onze ans une attaque de rhumatisme. Parti à vingt et un ans pour Madagascar, a présenté là-bas une crise de dyspnée, mise sur le compte d'une insuffisance mitrale. Envoyé à Diego-Suarez, y prend la malaria. Abus du tabac, de l'alcool. Ne fume plus, ne boit plus. En février 1898, amaigrissement, sueurs nocturnes, essoufflement rapide. — Au cœur, souffle systolique à la pointe, avec propagation dans l'aisselle. — Endocardite aiguë aortique avec souffle diastolique cardiopulmonaire. — 2 juillet, hémoptysie. 6 juillet, mort. 7 juillet, autopsie.

La mère de notre malade est morte cardiaque, il a eu une sœur morte jeune de chorée. Lui-même, à onze ans, a présenté une attaque de rhumatisme. A Madagascar, on a constaté une insuffisance mitrale qui a occasionné sa mise en réforme. A Diego-Suarez, il prend la malaria. Pendant son séjour aux colonies, le malade a usé d'une façon immodérée de l'alcool et du tabac. Ne peut plus ni fumer ni boire.

Il entre à l'Hôtel-Dieu le 25 avril 1898, se plaignant depuis deux mois d'une lassitude extrême le matin et le soir. Depuis quelques jours, en outre, il crache beaucoup et a remarqué dans ses crachats des stries de sang. Sueurs nocturnes. Amaigrissement. Depuis quelques jours, pourtant, le malade prétend avoir repris considérablement, et ses sueurs, paraît-il, ont disparu.

Actuellement, il ne se plaint que d'une fatigue facile, d'un essoufflement rapide, avec gêne précordiale et sensation de compression qui l'empêchent de dormir.

Cœur : La pointe bat dans le sixième espace, en dedans du

mamelon. Pas de frémissement cataire, ni à la pointe, ni à la base. Les bruits sont précipités, irréguliers, en salves. A la pointe, souffle systolique se propageant à la base de l'appendice xiphoïde, souffle diastolique inconstant dans le deuxième espace à droite. Le deuxième bruit est éclatant et dédoublé par moment.

Pas de souffle crural.

Pas de pouls de Corrigan.

Pas de signe d'insuffisance aortique L'aorte paraît un peu dilatée

La rate est normale.

27 avril. — Le souffle diastolique est moins prononcé qu'il y a deux jours et disparaît quand on fait asseoir le malade.

4 mai. — A la pointe, frémissement très net. Cœur gros. La pointe se déplace de 2 centimètres dans le décubitus latéral gauche.

2 juillet. — Hémoptysie grave. Pas de signes pulmonaires.

4 juillet. — Pression égale à 13 centimètres de mercure. Les crachats sont toujours un peu sanglants. La température est de 39 degrés. Rate grosse. Foie douloureux.

6 juillet. — Décès.

7 juillet. — **Autopsie.**

Poumon droit. — Adhérences pleurales en arrière, crépite peu, 1200 grammes.

Poumon gauche. — Pas d'adhérences, crépite bien, aspect normal, pèse 740 grammes.

Cœur. — Hypertrophie portant surtout sur le ventricule gauche, pas de péricardite. La mitrale a sa grande valve fortement épaissie ; sur la face auriculaire, on note des végétations anciennes ayant subi la transformation crétacée et dont quelques-unes contiennent une bouillie blanc-jaunâtre. Rétrécissement et insuffisance.

Pas de lésion de la tricuspide.

Les valves de l'aorte sont suffisantes, mais présentent sur leur surface de frottement des lésions récentes, rosées, molles, trois ou quatre sur chaque valve.

L'aorte ne présente pas de lésion. Son périmètre aux valvules est de 7cm. 50.

Le foie pèse 2,150 grammes, présente l'aspect muscade, un peu induré.

Les reins sont normaux. Rate pèse 250 grammes.

OBSERVATION XI (résumée).

(Service de M. le professeur Teissier (Hôtel-Dieu).

R. B., soixante-six ans, concierge. — Cœur : à la pointe, souffle systolique qui se propage mal; à la base, dans le deuxième espace, à droite, éclat du deuxième bruit, parfois suivi d'un souffle d'intensité variable. — Tension moyenne. — Hémiplégie gauche. — Mort le 4 novembre — Autopsie le 6 novembre.

Rentre le 3 novembre 1900, salle des 4es Femmes, sans apporter avec elle beaucoup de renseignements. Depuis cinq ans, date à laquelle elle aurait eu une attaque analogue à celle qui l'amène, elle marcherait difficilement. Le matin même du 3 novembre, après une chute suivie de coma à peu près absolu, hémiplégie gauche.

Cœur : Impulsion forte. La pointe bat dans le sixième espace en dehors du mamelon. Arythmie. Souffle systolique doux de la pointe, variant peu, se propageant mal. A la base, dans le deuxième espace à droite, on a un éclat du deuxième bruit aortique, qui, de temps en temps, est suivi d'un souffle diastolique qui paraît influencé par la respiration. Le pouls bat à 100. La tension est moyenne.

Poumon : Rien à signaler.

Abdomen : Rien à noter.

T. = 40 degrés.

Urines : Contiennent de l'albumine.

4 novembre. — Le coma persiste et va en augmentant. Incon-

tinence urinaire et fécale. La malade meurt à 11 heures du soir.

6 novembre. — **Autopsie** : A l'incision de la dure-mère, on constate une assez grande quantité d'un liquide séreux, qui s'accumule dans les fosses cérébelleuses. Les vaisseaux pie-mériens sont athéromateux. Les sylviennes sont en tuyau de pipe, mais non oblitérées. Les méninges s'enlèvent facilement. Pas de ramollissement.

Les coupes de Pitres sont négatives. Rien au cervelet. Rien aux pédoncules, ni au bulbe, ni à la protubérance.

Cœur : Gros. Hypertrophie du ventricule gauche. Le myocarde est pâle, mais résiste assez bien. L'orifice mitral est transformé par l'athérome en un anneau calcaire rigide, qui déforme la valvule et la rend insuffisante.

Pas d'insuffisance aortique à l'épreuve de l'eau. Quelques dépôts calcaires près de leur bord libre. L'aorte thoracique présente des plaques athéromateuses assez importantes.

Poumon : Congestion aux bases.

Foie : Gras.

Rate et reins : En voie de putréfaction.

OBSERVATION XII (résumée).

Service de M. le professeur Teissier (Hôtel-Dieu.)

S. J. soixante et onze ans, journalière, entre à l'hôpital le 16 mai 1893. L'on constate au cœur un souffle systolique à la pointe, et, à la base, souffle diastolique râpeux se prolongeant dans le grand silence à maximum dans la partie inférieure du sternum sur la ligne médiane. On admet une double lésion : insuffisance mitrale et insuffisance aortique par aortite. Mais on s'aperçoit bientôt que les bruits de souffle constatés sont variables d'intensité et que le bruit diastolique disparaît. — Néphriteinterstitielle. Tumeur abdominale.

Le père de la malade est mort à quarante ans, d'une fluxion

de poitrine. La mère est morte à soixante-dix ans. Un frère mort à soixante-six ans de la grippe. Un autre mort à quarante-sept ans d'une angine. Une sœur morte toute jeune.

A trente-cinq ans, notre malade a fait un séjour à l'hôpital pour des douleurs dans le flanc droit, et depuis trois ans a été à plusieurs reprises arrêtée pour des douleurs rhumatismales occupant principalement les membres inférieurs. Depuis un an, elle se plaint d'essoufflement et d'accès d'oppression, surtout lorsqu'elle monte un escalier. Le facies est pâle, la dyspnée est assez prononcée.

Cœur : La pointe bat dans le cinquième espace, la paroi est fortement soulevée à chaque pulsation. A la base, on entend un souffle diastolique râpeux, qui se prolonge dans le grand silence et dont le maximum se trouve au niveau de la partie inférieure du sternum, sur la ligne médiane. Les battements sont réguliers. A lapointe, souffle systolique.

La pression artérielle n'est pas augmentée, le pouls est régulier.

Poumons : Râles disséminés dans toute la hauteur de la poitrine et des deux côtés. Expectoration insignifiante.

L'abdomen est flasque. La palpation permet d'y percevoir une tumeur volumineuse, bosselée, à contours arrondis, excessivement mobile, pouvant se déplacer d'un flanc à l'autre. — Par le toucher, pourtant, cette tumeur paraît adhérente à l'utérus.

Les urines sont claires et contiennent de l'albumine, un peu d'œdème des jambes. Varices.

23 mai. — La matité préaortique paraît augmentée. Galop gauche diastolique. Pouls 112, régulier, tendu.

29 mai. — Au doigt le pouls paraît moins tendu. Le souffle systolique de la pointe existe toujours. Mais, à la base, le bruit de souffle diastolique a complètement disparu. A sa place on constate un deuxième bruit éclatant.

5 juin. — Matité aortique augmentée. Le souffle systolique de la pointe s'entend encore, mais son intensité est bien moindre qu'au début. *Pas de souffle diastolique de la base.*

L'observation de la malade s'arrête à cette date.

OBSERVATION XIII (résumée).

Service de M. le professeur Teissier (Hôtel Dieu).

Br. A., trente-huit ans, lingère, entre le 12 août 1899. A son entrée à l'hôpital, pleurésie droite. Au cœur, on ne note rien de particulier. — Le 22 août, on signale un souffle à l'orifice aortique, mésodiastolique et variable d'intensité, la malade sort dansle courant d'août; septembre, apoplexie pulmonaire. — Mort le 27 septembre de la même année. — L'autopsie n'a pu être pratiquée.

Antécédents héréditaires : Le père de la malade est mort à cinquante-deux ans, cardiaque. Mère morte à cinquante-six ans, d'un cancer de l'utérus.

La malade a eu une sœur morte à seize ans d'une affection cardiaque, un frère mort à dix-sept ans d'une fluxion de poitrine. — Dans les antécédents personnels de la malade on ne note rien d'intéressant. Elle a eu deux grossesses : l'un des enfants né avant terme est mort à quinze jours, l'autre a actuellement dix ans et a eu une péritonite. Réglée à dix-sept ans. Aménorrhée depuis onze mois.

L'affection actuelle a débuté il y a un an et demi, c'est-à-dire en février 1898, sans raison appréciable, essoufflement rapide, malaise général, tristesse continuelle, envies de pleurer que la malade ne peut maîtriser. L'affection a toujours progressé, et c'est depuis onze mois surtout qu'elle s'est caractérisée : œdème généralisé, depuis six mois, disparaissant pour reparaître quelque temps après. Palpitations. Amaigrissement. Vomissements fréquents à la suite des quintes de toux. Le liquide vomi est incolore, spumeux, souvent amer. Les vomissements se produisent jour et nuit.

Il y a quinze jours, au matin, la malade sentit subitement dans la jambe gauche un engourdissement profond; elle n'avait plus conscience de son membre, et cependant y ressentait des douleurs très vives. L'engourdissement débuta par le pied, et remonta jusqu'au genou. Actuellement, la malade ne ressent plus au niveau de la jambe qu'un peu de faiblesse, et la jambe est toujours froide.

Malade amaigrie. On ne constate ni essouflement, ni œdème. La langue est saburrale. Pas d'appétit. Un peu de céphalée. Quelques bourdonnements d'oreille.

Poumons : à droite épanchement très net. Rien à gauche.

Cœur : la pointe bat dans le cinquième espace en dedans du mamelon. Arythmie. Pas de souffle. Matité cardiaque peu considérable. Pas de pouls veineux.

Le foie n'est ni gros, ni douloureux.

Leucorrhée fétide peu abondante. Au toucher, le col est un peu gros et ulcéré.

22 août. — On trouve noté un léger bruit de souffle diastolique à l'orifice aortique. On établit le diagnostic de souffle extracardiaque, parce que ce souffle n'occupe pas toute la diastole et disparaît quand la malade ne respire pas. La pointe se sent parfaitement dans le cinquième espace intercostal, en dedans du mamelon.

27 août. — La dyspnée est moindre, le pouls est très résistant, un peu arythmique.

31 août. — Frottements pleuraux à droite. La malade sort pour revenir dans le courant de septembre avec des signes d'apoplexie pulmonaire et, le 27 septembre, elle meurt dans asphyxie et adynamie progressives.

On s'est opposé à l'autopsie.

OBSERVATION XIV (résumée).

Service de M. le professeur Teissier (Hôtel-Dieu).

D. J..., vingt-cinq ans, domestique, entre aux 3es Femmes, le 21 février 1890. On note au cœur, à la pointe double souf-

fle, qui paraît se propager dans l'aisselle; à la base, on n'entend qu'un souffle diastolique. — Double souffle crural, pas de pouls capillaire. — Quatre jours après, le double souffle crural n'est plus entendu. Le souffle diastolique subit de grandes variations d'intensité, jusqu'à la fin de mars où il disparaît.

Les antécédents héréditaires de la malade sont bons, mais les antécédents personnels sont chargés. Elle a eu une jeunesse délicate; à treize ans, à la suite d'un refroidissement, a eu les articulations des membres inférieurs, enflées pendant un mois. Deux années après, œdème de même durée. Depuis cette époque, la malade n'a pas joui d'une bonne santé, sans toutefois accuser d'affection aiguë.

Depuis deux ou trois mois ses forces ont beaucoup diminué, et depuis une semaine elle a été obligée de s'aliter. Aujourd'hui elle ne se plaint que d'une grande faiblesse, elle tousse à peine et ne crache pas, mais le soir à 39 degrés.

Poumons : en arrière, rien à signaler; en avant, sous la clavicule, à gauche, un peu de submatité et de chaque côté du sternum, en un point très limité, quelques craquements à la fin de l'expiration. Pas de souffle.

Cœur. Les bruits sont éclatant et les deux silences à peu près d'égale durée.

Les digestions sont mauvaises. Nausées. Pas de vomissements. Diarrhée tenace depuis deux mois, pas d'œdème périmalléolaire. Albumine dans les urines.

24 février. — A la pointe du cœur, il existe un souffle intense un peu rude, occupant les deux temps et se propageant dans l'aisselle. Sur le bord droit du sternum, dans le troisième espace, le souffle systolique est à peine perceptible, mais le souffle diastolique est très net. Au cou, les battements artériels sont accusés.

A droite, le pouls radial est à peine perceptible; à gauche, il est un peu bondissant, régulier, faiblement dépressible. Double souffle crural, pas de pouls capillaire.

26 février. — On n'entend plus le double souffle crural. Hier déjà on ne le percevait plus. Au cœur, on trouve un souffle systolique à la pointe et un souffle diastolique à la base. Tous les deux sont un peu rudes. On n'entend plus le souffle systolique dans la région méso-cardiaque, mais il s'entend dans l'aisselle.

Rate grosse. Foie gras.

27 février. — Le souffle de la pointe se déplace vers la droite et se propage moins nettement vers l'aisselle. Le souffle diastolique de la base a diminué d'intensité.

1er mars. — A la base, on n'entend pas le premier bruit; au deuxième temps, souffle diastolique toujours net, il est beaucoup moins rude, en jet de vapeur. A la pointe, le souffle systolique est moins rude également, mais il est plus prolongé et dure jusqu'à la systole suivante. On n'entend pas le deuxième bruit.

6 mars. — Le souffle diastolique de la base a beaucoup diminué. Le pouls radial droit est toujours plus difficilement perçu qu'à gauche.

28 mars. — Le souffle diastolique de la base, est à peine perceptible. Quant au souffle de la pointe, il est toujours net.

4 avril. — La malade perd ses forces et dort toujours.

9 avril. — Le souffle de la base a disparu. La malade se plaint de l'oreille droite.

18 avril. — Pus dans l'oreille droite.

26 avril. — La malade sort.

OBSERVATION XV (résumée).

Service de M. le professeur Teissier (hospice du Perron).

Mlle S..., soixante trois ans, entre le 15 juin 1882, salle Sainte-Marguerite. — Phénomènes de pseudo-occlusion intestinale à plusieurs reprises. — Souffle systolique temporaire à la pointe et à la base. — Dédoublement du deuxième bruit. Bronchite.

Le père de la malade est mort à quatre-vingt-deux ans, sa mère à soixante-huit ans, après avoir toussé longtemps. A eu un enfant, qui est mort à trente ans d'une fièvre typhoïde, après avoir eu à vingt deux ans une scarlatine et une fluxion de poitrine. La malade, il y a six ans, a fait un séjour de deux mois, à Saint-Antoine à Paris, elle dit qu'alors elle urinait difficilement, mais pas fréquemment. Depuis l'âge de trente-cinq ans, elle tousse tous les hivers. Ménopause à quarante-quatre ans.

Il y a quatre à cinq ans, oppression presque tous les soirs, la malade se réveillait brusquement, ayant besoin d'air, toussait beaucoup et crachait de « petits vers », de « petits fils ».

Entrée au Perron le 15 juin 1882, on note des bruits du cœur éclatants, des palpitations. Dans le courant du mois de septembre de 1883, pendant une suppléance de M. Chappet, la malade a des phénomènes d'occlusion intestinale.

Le 21 novembre on note un souffle systolique prolongé, doux vers la pointe, mais s'entendant tout le long du bord gauche du sternum. Le pouls est régulier, assez ample. Pas d'athérome, palpitations. Le soir, léger œdème des membres inférieurs.

24 janvier 1884. — Le deuxième temps à la base, au niveau de l'orifice pulmonaire est mal frappé. Le souffle systolique a disparu. Mais oppression, douleur en ceinture, battements épigastriques, agitation, sueurs abondantes, fièvre légère 37°8, nausées, vomissements verts. Pas de constipation.

6 mars. — Souffle au niveau de l'aorte abdominale.

22 décembre 1885. — On constate que le souffle systolique, qui avait été retrouvé quelques jours auparavant, a encore une fois disparu. A la base, le premier bruit est mal frappé et le deuxième bruit est nettement dédoublé. Zone d'hyperesthésie à la base, vers le bord gauche du sternum. Le pouls est régulier, faible, un peu fréquent. Les palpitations violentes d'autrefois ont disparu. Pas d'athérome. Le soir, léger œdème des jambes.

L'observation prise jusqu'au 24 avril 1889 ne reparle plus des souffles entendus à la pointe et à la base et coïncidant avec la systole cardiaque. La malade étant régulièrement examinée tous les mois, nous croyons pouvoir en conclure qu'ils n'ont point reparu.

OBSERVATION XVI (résumée).

Service de M. le professeur Teissier (Hôtel-Dieu).

M. A. vingt ans, peintre-plâtrier, né à Astano (Tessin).— Rhumatisme articulaire aigu. — Action combinée du froid humide et de l'alcool. — Saturnisme larvé. — Tendance à l'aortite (?). — Double souffle de la base. — Double souffle crural sans augmentation de la pression artérielle, qui est égale à 11 centimètres de mercure, sans hyperthophie du cœur. — Disparition au bout de trois jours du souffle diastolique. — Le souffle systolique persiste, mais paraît être extra cardiaque.

Le malade entre à l'Hôtel-Dieu le 4 novembre 1897. Les antécédents héréditaires du malade sont bons, on n'y trouve ni rhumatisme ni syphilis. Personnellement, le malade jouit d'une bonne santé, et, malgré son métier, n'a pas de saturnisme bien net. A l'âge de huit ans, il eut en Algérie une attaque de fièvre intermittente qui dura fort longtemps. Il y a six ans, c'est-à-dire en 1891, il fut pris pour la première fois d'une attaque de rhumatisme articulaire aigu qui survint à la suite d'un travail dans un lieu humide, commença par les pieds et envahit toutes les articulations, dura deux mois.

Peu de temps après, il signale une affection thoracique indéterminée pour laquelle son médecin appliqua plusieurs vésicatoires sur la région thoracique antérieure gauche. En 1895, nouvelle attaque de rhumatisme articulaire aigu, analogue à la première.

Enfin, il y a huit jours, nouvelle attaque, débutant par les genoux et passant ensuite aux poignets.

A son entrée, la maladie est encore en pleine évolution, les articulations sont augmentées de volume et douloureuses. L'antipyrine amène une amélioration rapide, si bien que le lendemain même de son entrée à l'hôpital, la douleur a disparu à peu près complètement.

Cœur : La pointe bat dans le cinquième espace, un peu en dedans de la ligne mamelonnaire. A la pointe, le premier bruit est mal frappé et par moment voilé par un souffle mésosystolique ne se propageant pas vers l'aisselle et disparaissant par la respiration. Le deuxième bruit est éclatant et cet éclat se perçoit le long du bord gauche du sternum où il atteint son maximum. S'entend encore à la base, suivi parfois d'un léger souffle.

Le pouls est régulier. La tension normale, 88 pulsations.

Rien à signaler dans les vaisseaux du cou.

Poumons : quelques râles sibilants aux bases.

Urines : pas d'albumine.

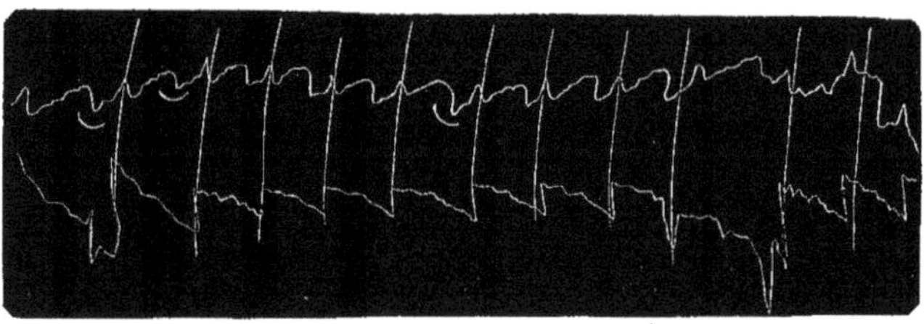

Les tracés ci-dessus ont été recueillis : le tracé du cœur au niveau de la région basilaire, le tracé du pouls à la radiale droite ; les tracés sont exactement repérés. Sur le tracé cardiographique (tracé supérieur), on note une double dépression correspondant à une aspiration pulmonaire partielle, la première immédiatement après le début de la systole ; la seconde, indiquée par le signe ◡, au milieu de la diastole.

15 novembre. — On note liséré de Burton. La tension faible est égale à 11 centimètres de mercure. Le foie est normal. Le pouls donne 44 à la minute.

17 novembre. — On examine le sang du malade et on note, globules rouges : 2.700.000 environ. Globules blancs 16.000 environ. Les globules rouges ne paraissent pas augmentés de volume, mais sont déformés.

22 novembre. — Pression entre 11 et 12.

23 novembre. — Au cœur, dans la région méso-cardiaque, on

entend un petit souffle mésosystolique. *Le souffle diastolique disparu*. La tension artérielle se relève.

6 décembre. — La tension artérielle est égale à 13. Pas de souffle de Duroziez. La pointe du cœur se déplace facilement. Le cœur est petit.

17 décembre. — On note que le souffle diastolique de la base n'a pas reparu, mais qu'un léger souffle mésosystolique, se propageant depuis le bord gauche du sternum où il a son maximum jusqu'à la pointe, persiste toujours. Le deuxième bruit est normal.

Le malade sort.

OBSERVATION XVII (résumée).

(Service de M. le professeur Teissier, Hôtel-Dieu.)

D. M..., seize ans, sans profession, entre aux 4e Femmes le 8 février 1900, adénite scrofuleuse sous-maxillaire. — Souffle extra-cardiaque mésosystolique de la région de la pointe. — Diastolique de la base. — Séro-diagnostic tuberculeux positif.

Rien dans les antécédents héréditaires ou personnels de la malade.

Depuis trois mois, est porteur dans la région sous-maxillaire d'une tumeur peu douloureuse qui est apparue sans cause connue et a grossi peu à peu. Examinée par M. le professeur agrégé Gangolphe, elle a été mise à l'huile de foie de morue. Le facies est coloré, l'état général est satisfaisant.

Cœur : La pointe bat dans le quatrième espace intercostal au niveau de la ligne mamelonnaire. La vibration précordiale est diffuse. A l'auscultation, on perçoit vers la pointe un souffle assez rude, de tonalité élevée sans propagation dans l'aisselle, mésosystolique à maximum dans la région mésocardiaque.

La diastole est occupée par un souffle rude et d'une tonalité élevée, s'entendant dans toute la région basilaire, son maximum se trouve au foyer pulmonaire. Il est peu modifié par la respiration ou la position d'Azoulay. Le deuxième bruit dans les espaces supérieurs à gauche, a un timbre particulièrement éclatant, presque celui de derbouka.

Souffle dans les jugulaires.

Les souffles du cœur systolique et *diastolique* disparaissent quand on fait *causer* la malade.

Tracé de souffle systolique extracardiaque.

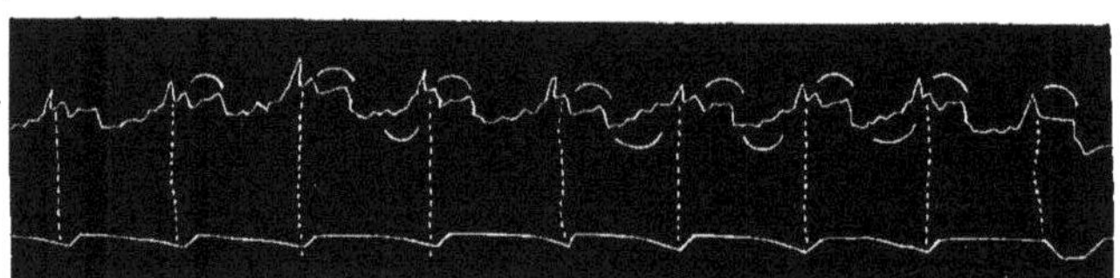

Voici pour terminer les tracés cardio-sphygmographiques recueillis chez la malade. Le tracé cardiographique, recueilli au niveau de la région méso-cardiaque, et exactement repéré par rapport au tracé sphygmographique sous-jacent, montre au milieu du plateau systolique une zone de dépression nettement, indiquée par le signe ⌒ et correspondant à la période de la révolution systolique pendant laquelle le souffle était perçu.

OBSERVATION XVIII (résumée).

(Service de M. le professeur Teissier, Hôtel-Dieu.)

J. E. seize ans, repasseuse, entrée le 17 octobre 1896. — Chloro-anémie. — Souffles extra-cardiaques, systolique à la pointe, diastolique à la base.

Antécédents héréditaires : nuls.

Antécédents collatéraux : sept frères ou sœurs, quatre sont morts d'affection indéterminée.

Antécédents personnels : on ne note qu'une rougeole dans l'enfance.

La malade n'est pas encore réglée. A son dire, l'affection

aurait débuté il y a huit ou dix jours, par des maux de cœur, des nausées, des étourdissements. A noter toutefois, qu'auparavant, déjà, la malade était pâle mais suffisamment robuste pour faire son métier de repasseuse. On constate une décoloration extrême des muqueuses. La malade est essoufflée au moindre effort et a des douleurs dès qu'elle essaye de se tenir debout.

Au cœur : pointe dans le cinquième espace, au-dessous du mamelon. Pas de frémissements.

A l'auscultation, à la pointe, souffle systolique un peu piaulant, sans propagation. A la base, souffle diastolique assez fort sans propagation. Ces souffles diminuent quand on fait respirer fortement la malade, diminuent aussi d'intensité quand on la fait asseoir.

Nombreux souffles vasculaires.

Aux poumons : rien à signaler.

Abdomen : rien.

Pas de troubles nerveux : pas d'albumine dans les urines.

OBSERVATION XIX (résumée).

(Service de M. le professeur Teissier, Hôtel-Dieu.)

V. A..., cinquante-trois ans, ménagère, entrée le 11 novembre 1899. On porte le diagnostic suivant :

Néoplasme probable de la région duodéno-pylorique. Rhumatisme articulaire aigu à vingt-trois ans. Triple souffle de la base. Mort le 26 décembre 1899. Autopsie.

Dans les antécédents de la malade on trouve : père mort à quarante-deux ans, d'une maladie de cœur. La malade a eu trois enfants et une fausse couche. Réglée à quatorze ans. Ménopause à quarante-neuf ans. A vingt-trois ans, après son premier accouchement, attaque de rhumatisme, pas de syphilis, pas d'alcoolisme.

Se plaint actuellement de mauvaises digestions. Elle souffre depuis six mois, deux heures après le repas, a eu des hématémèses, du mæléna. Le ventre est ballonné. Les téguments sont jaunâtres.

A l'examen, on ne trouve pas de tumeur bien limitée, cependant la région pylorique est le siège d'un empâtement résistant, dur et légèrement douloureux. La malade éprouve du dégoût pour la viande. Léger œdème des membres inférieurs. Œdème blanc, douloureux à la pression qui dure depuis un mois, mais a été beaucoup plus considérable.

Le cœur à la percussion paraît dilaté. La pointe bat en dehors du mamelon dans le sixième espace, l'aorte dépasse de 1 centimètre le bord droit du sternum. Au niveau du mamelon on perçoit un frémissement. La pression est égale à 13. A la base on entend un triple bruit de souffle, le premier est systolique, râpeux, *les deux autres sont diastoliques* et s'entendent particulièrement bien dans le premier et dans le deuxième espace intercostal à droite du sternum.

Un peu d'arythmie.

Pas d'élévation de la sous-clavière.

Pas de souffle de Duroziez.

26 décembre. — Mort. L'autopsie confirme le diagnostic du cancer du pylore, mais ne signale *aucune lésion ni au cœur ni à l'aorte.*

OBSERVATION XX (résumée).

(Service de M. le professeur agrégé Roque.)

B. J..., dix-sept ans, employée dans une fabrique de pâtes alimentaires, entrée le 12 octobre dans la salle des 2e Femmes, sortie le 20 novembre 1901.

Chlorose. Souffle extra-cardiaque diastolique de la base, souffle systolique extra-cardiaque de la base. Souffles dans les jugulaires.

Père mort à trente-huit ans d'un accident, bacillose probable.

Mère âgée de cinquante-sept ans, cardiaque. Une sœur vivante et bien portante, trois frères morts jeunes et tuberculeux.

Bonne enfance jusqu'à quinze ans. A eu pourtant dans son jeune âge un abcès à la cuisse, des maux d'yeux fréquents et a été traitée pour une kératite phlycténulaire dans le service de M. Vincent. Réglée à quinze ans d'une façon très irrégulière. Par son métier vivait dans une atmosphère humide et confinée. Inappétence, maux de tête. Tempérament nerveux, impressionnable. A eu, il y a un an, une crise de nerfs avec perte de connaissance.

L'affection qui l'amène à l'hôpital a débuté il y a deux ans, par des troubles digestifs, douleur intense au creux épigastrique pendant la digestion, renvois acides, bouffées de chaleur à la face. Céphalée intense, vertige, diarrhée continuelle. Ces symptômes s'amendèrent bientôt, mais la pâleur cireuse des téguments attira l'attention de la malade. Les forces allèrent en diminuant. Elle dut abandonner son métier et commença à éprouver des symptômes auxquels elle n'était point accoutumée : essoufflement facile, palpitations pénibles au cours des moindres efforts ou peu après les repas. Pendant les crises de tachycardie, céphalée et congestion. Puis tout rentrait dans l'ordre.

A l'examen : Malade peu amaigrie. Les téguments sont d'un blanc verdâtre, les muqueuses peu décolorées.

Poumons : aux deux bases la sonorité est diminuée, plus à gauche qu'à droite. Le murmure vésiculaire est plus faible, mais sans bruits pathologiques. Pas de dyspnée, pas d'expectoration.

Cœur : pointe bat dans le quatrième espace intercostal en dedans du mamelon. L'impulsion systolique est forte, mais sans frémissement. Le premier bruit est un peu traînant, mais sans souffle à la pointe. Il reprend son caractère dans la région mésocardiaque. Le deuxième bruit est très éclatant dans la région pulmonaire. Dans la région sternale on constate au niveau de la deuxième pièce sternale, et décroissant à mesure qu'on descend sur l'appendice xiphoïde, *un double souffle systolique et diastolique* à maximum peu étendu, de caractère aspiratif. Ce double souffle subit les influences des changements de position ou du rythme respiratoire. Il n'a pas de propagation du côté des artères du cou. Le souffle d'ailleurs disparaît avant que l'examen de la malade ne soit terminé.

Vaisseaux : Pas de souffle de Duroziez, tension forte, pas de battements de la luette. Aux veines du cou, on constate un souffle continu très intense. Souffle oculaire. Pouls fort, tendu, régulier 98.

14 octobre. — On ne constate qu'un souffle systolique à tous les orifices. La malade est levée au moment de la visite.

15 octobre. — La malade est au lit. On constate le souffle diastolique.

18 octobre. — *Le souffle diastolique de la base a disparu.* On entend encore un souffle systolique à tous les orifices et un éclat clangoreux du deuxième temps à l'orifice pulmonaire.

25 octobre. — Le souffle diastolique reparaît.

20 novembre. — On n'entend plus ni souffle systolique ni souffle diastolique. Les souffles veineux persistent cependant. La malade sort.

OBSERVATION XXI

(Due à l'obligeance de M. le médecin-major Niclot.)

L. L..., soixante-cinq ans, conseiller général, a habité pendant presque toute sa vie une sous-préfecture des Basses-Alpes où il est né.

Pas d'antécédents héréditaires ni individuels intéressants, sauf une période de service militaire comme sous-officier d'infanterie de marine à l'île Bourbon et à Madagascar qu'il a quittées en 1804. Il avait été atteint pendant son séjour aux colonies de paludisme assez sévère et était sorti de l'hôpital avec le diagnostic de « palpitations ». Il n'en était resté aucun symptôme fonctionnel.

Dix ans après, il consulte le Dr Civatte de Sisteron qui reconnaît un « souffle anémique » à la base. Il y a sept à huit ans, le malade, qui jusqu'alors s'était bien porté, a vu survenir des vertiges qui se sont reproduits rarement. Il y a un mois, ces symptômes s'étant aggravés, je pus constater chez le malade, mon cousin, une maladie d'Hogdson au grand complet : double souffle, dilatation aortique perceptible au doigt derrière le sternum, syndrome périphérique de l'insuffisance aortique (pouls capillaire et central) expansion diastolique de la pointe, etc., etc. Symptômes fonctionnels : vertiges, battements, pâleur de la face.

Bien que cette observation ne soit pas absolument concluante, il nous a paru intéressant de noter l'apparition chez ce malade d'un souffle dit « anémique » par son médecin avant l'installation qui semble définitive des désordres organiques actuels.

Toutes les observations qu'on vient de lire n'ont pas une égale importance au point de vue de la thèse que nous soutenons, il en est même qui, nous l'avions annoncé, n'ont été consignées par nous que pour prouver l'existence indéniable des souffles cardiopulmonaires diastoliques de la base et aussi pour bien montrer que nous n'entendions pas dire que tout souffle cardiopulmonaire diastolique ou systolique de la base signifiait aortite au début.

Statistique. — Depuis cinq années, M. le professeur Teissier a recueilli dans les observations de sa pratique privée des notes sur 25 cas d'aortite dont il a pu constater le début et suivre l'évolution. Sur ces 25 cas, 17 se sont manifestés par des souffles extra-cardiaques au début : souffles mobiles intermittents qui ont le plus souvent disparu au bout d'un temps variable de trois à sept mois, pour être remplacés par les signes communs de l'aortite confirmée (bruit sigmoïdien clangoreux, augmentation de la matité préaortique, avec ou sans troubles fonctionnels concomitants). Lorsque ces souffles ont reparu, ils ont été définitifs et ont accusé l'existence de l'athéromasie confirmée avec perte de substance et lésions orificielles définitives. Ces souffles, comme il ressort de nos observations, ont une durée éphémère à moins qu'une nouvelle poussée d'aortite n'en réveille l'apparition. Souvent, nous l'avons vu, ils sont accompagnés d'une pression artérielle plutôt basse, contrairement aux souffles organiques de la maladie d'Hogdson qui s'accompagnent d'hypertension. Dans les cas notés, on a trouvé de 14 à 16. Probablement il s'agit d'une vasodilatation réflexe consécutive à l'irritation artérielle.

Comme fréquence relative, le souffle diastolique seul ou accompagné d'un très léger souffle mésosystolique, a été noté 10 fois sur les 17 cas ; le souffle systolique intense et diastolique modéré 3 fois ; le souffle mésosystolique seul 3 fois. Dans un cas on n'a pas noté à quel temps se produisait le souffle.

CHAPITRE III

DIAGNOSTIC

Avant de savoir distinguer un souffle cardiopulmonaire d'un souffle organique, il faut connaître les principaux caractères de ces souffles cardiopulmonaires ; aussi, dans la première partie de ce chapitre, feronsnous un court exposé des différents signes qui permettent d'affirmer qu'un souffle prend naissance dans les lames pulmonaires qui entourent le cœur. Dans la seconde partie nous nous servirons de ces différents symptômes pour faire le diagnostic différentiel de ces souffles et des souffles organiques.

Un souffle, quel qu'il soit, présente à considérer des caractères organoleptiques de timbre, de tonalité ; demande à être localisé dans le temps, quant à ses rapports avec la révolution cardiaque et quant à sa persistance ; ce souffle peut occuper différents points de l'espace précordial ; il peut, en outre, subir des modifications soit spontanément, soit sous l'influence des mouvements respiratoires ou du changement de position du malade. Nous étudierons donc les souffles cardiopulmonaires au point de vue de leur timbre, de leur tonalité ; au point de vue du temps de la révolution cardiaque auquel ils semblent appartenir ; au point de vue de leur persistance, et enfin nous verrons les conditions susceptibles de les modifier. En quelques mots nous dirons l'état de la tension artérielle au moment où l'on constate un souffle cardiopulmonaire.

Timbre : Le timbre des souffles cardiopulmonaires est plus doux que celui des souffles organiques. Ils semblent, pour ainsi dire, se passer sous l'oreille. Il n'est pas rare toutefois de trouver des souffles cardiopulmonaires ayant absolument le même timbre que les souffles organiques, et Maclachlan cite un souffle ressemblant à l'aboiement d'un jeune chien. Barié cite une observation du professeur Renaut dans laquelle le souffle cardiopulmonaire avait pris les caractères du râle crépitant et le professeur Teissier nous a communiqué deux observations dans lesquelles on a noté un triple souffle d'origine évidemment pulmonaire (obs. XIX) et un bruit de souffle rythmé par les mouvements du cœur (obs. VIII).

Tonalité : M. le professeur Potain dit que leur tonalité est moyenne, ni aussi haute que celle d'un souffle de l'insuffisance mitrale, ni aussi basse que le roulement diastolique.

Il est parfois difficile d'apprécier cette « moyenne » ; mieux vaut reconnaître que les caractères de tonalité, aussi bien que ceux de timbre, n'ont qu'une valeur médiocre et ne suffisent pas à faire admettre le diagnostic de souffle cardiopulmonaire.

Rapports avec la révolution cardiaque : Ces souffles peuvent être systoliques ou diastoliques, ou même doubles, c'est-à-dire se faire entendre pendant les deux temps de la révolution cardiaque.

Systoliques. — N'occupent généralement qu'une partie de la systole, et M. Potain les appelle « protosystoliques », s'ils ne se produisent que dans la première partie de la systole ; « mésosystoliques », les plus nombreux, s'ils n'ont lieu qu'au milieu de la systole, commencent après, finissent avant elle ; « télésystoliques », quand ils n'occupent que la fin de la systole. Souffles protosystoliques, mésosystoliques, télésystoliques, constituant le groupe des souffles « mésosystoliques », c'est-à-dire n'occupant qu'une partie de la systole, tandis que les souffles organiques le plus souvent la remplissent tout entière et sont « holosystoliques ».

Diastoliques. — Beaucoup plus rares que les précédents, peuvent être entendus pendant toute la durée de la diastole, mais bien plus fréquemment sont mésodiastoliques. Il existe un court espace de temps entre leur apparition et le second bruit, entre leur disparition et la systole suivante.

Double souffle, systolique et diastolique. — Le premier est mésosystolique, le second mésodiastolique. Chaque souffle, d'ailleurs, conserve ses caractères propres, et l'un d'eux peut même disparaître, tandis que l'autre persiste.

Persistance : Si l'on examine avec soin un malade porteur d'un souffle cardiopulmonaire, l'on s'aperçoit assez vite que le souffle n'est pas constant, qu'il apparaît ou disparaît, pour ainsi dire, sans raison, quelquefois sous l'oreille même de l'observateur (obs. XX), plus souvent au bout de deux ou trois jours (obs. XVI). Cette circonstance est un bon signe pour reconnaître si un souffle est ou n'est pas cardiopulmonaire, car l'on sait que les souffles liés à des altérations organiques sont permanents, à l'exception toutefois du souffle de l'insuffisance tricuspidienne. Cependant ce caractère demande à être minutieusement cherché : M. le professeur Teissier a plusieurs fois constaté (obs. I) un souffle cardiopulmonaire « permanent » chez un malade ausculté au lit, qui ne disparaissait que lorsque le malade avait marché un certain temps pour se rendre chez lui et était examiné debout. Une autre fois (obs. II), pendant plusieurs années on porte le diagnostic d'insuffisance aortique devant un souffle diastolique, quand on s'aperçoit que le souffle diastolique subit les influences des changements d'attitude.

Siège : D'après M. le professeur Potain, 40 pour 100 des souffles extracardiaques peuvent être diagnostiqués par leur siège. C'est ainsi qu'un souffle entendu dans la région mésocardiaque et plus particulièrement dans la zone préventriculaire gauche est toujours un souffle cardiopulmonaire. Les souffles parapexiens et endopexiens sont aussi des souffles anorganiques. Il n'en est pas moins vrai qu'à tous les orifices, qu'en tous les points d'élection des souffles organiques peuvent se faire entendre des souffles extracardiaques.

Parfois même on peut avoir des localisations multiples, des zones assez étendues où le souffle se produit : le diagnostic n'en est que plus délicat, car alors on peut croire à une propagation du souffle. Il est facile en général de constater que les lois qui veulent que la propagation des souffles se fasse dans le sens du courant sanguin (Chauveau) ne sont pas observées ; il se peut même qu'en deux points assez peu éloignés l'un de l'un de l'autre, les caractères de timbre et de tonalité ne soient pas les mêmes.

Conditions qui modifient les souffles cardiopulmonaires : mouvements respiratoires. — La respiration a sur les souffles cardiopulmonaires une influence appréciable, et on peut les faire apparaître ou disparaître en disant au malade, comme Laennec, de s'arrêter de respirer, ou en lui recommandant au contraire, comme Potain, d'exagérer l'amplitude de ses mouvements respiratoires. Tous les doutes disparaîtront si l'observateur a la chance de constater sous son oreille la transformation du souffle en bruit respiratoire rythmé par les mouvements du cœur en « respiration saccadée » type Potain (voir obs. VIII).

Changements de position du malade : Les attitudes du corps modifient en général d'une façon très appréciable les souffles cardiopulmonaires. Entendus très nettement chez un malade couché, ils diminuent et peuvent même disparaître si l'on fait asseoir ou lever le malade, pour réapparaître quand le malade reprend sa position couchée.

Les souffles organiques peuvent aussi subir des modifications par les changements d'attitude (thèse de Marqueyrol, Lyon, 1890), mais jamais ces modifications ne sont aussi importantes.

Tension artérielle : Les souffles cardiopulmonaires de la période systolique sont surtout fréquents dans la chlorose, le rhumatisme articulaire aigu, l'intoxication saturnine, maladies rangées par le professeur Potain dans la classe des maladies à tension moyenne ou dans celle des maladies à tension basse. Dans nos observations de souffle diastolique ou de double souffle cardiopulmonaire toutes les fois que la tension a été mesurée, on a trouvé une tension moyenne ou basse. Ce caractère peut donc donner des renseignements utiles et, en présence d'un souffle diastolique de la base, permettre d'éliminer les affections à tension artérielle ordinairement élevée.

Diagnostic différentiel. — Tous les caractères précédemment énoncés n'ont point une importance égale et même il n'en est pas un qui, pris en particulier, soit suffisant pour faire un diagnostic certain de souffle anorganique : il nous faudra en réunir plusieurs et parfois même faire appel à d'autres symptômes fournis par l'examen à distance pour pouvoir dire qu'un souffle est anorganique et non pas organique.

Nous ne parlerons point des affections qui se révèlent à nous par des souffles de la région apexienne, elles n'entrent pas dans le cadre de notre sujet ; nous passerons rapidement en revue les différents souffles de la base qui peuvent être confondus avec des souffles cardiopulmonaires.

Souffles systoliques. — *Rétrécissement pulmonaire :* Le rétrécissement de l'orifice pulmonaire, affection rare, se traduit par un souffle holosystolique, rude, à tonalité haute, accompagné constamment d'un frémissement distinct et parfois intense. Ce souffle a son maximum vers l'extrémité interne du deuxième espace intercostal et se propage vers la clavicule.

Les souffles cardiopulmonaires, fréquents dans cette région, sont le plus souvent mésosystoliques, doux, de tonalité moyenne, se propagent peu, ne s'accompagnent d'aucun frémissement, leur maximum se trouve vers l'infundibulum. Ils sont essentiellement inconstants et sont modifiés par les changements de position.

Rétrécissement aortique : Le souffle du rétrécissement aortique est holosystolique, rude, s'accompagne d'un frémissement, a son maximum vers l'extrémité interne du deuxième espace intercostal droit et se propage vers la clavicule. Pour M. le professeur Teissier (cours de la Faculté, 1894), le véritable souffle du rétrécissement aortique est « une rareté », et M. Potain dit, dans ses *Cliniques de la Charité*, qu'on le confond souvent avec un souffle extra-cardiaque.

Le souffle cardiopulmonaire est plus superficiel, moins nettement localisé, plus doux, n'a pas de frémissement et est modifiable par la respiration et les attitudes du malade.

Anémie vraie : Pour le professeur Potain et ses élèves, le souffle anémique que Bouillaud, Constantin Paul, localisaient à l'orifice pulmonaire et croyaient fréquent, est rare et s'entend à l'orifice aortique. Il est holosystolique, sa tonalité est haute, son timbre assez rude, parfois intense et se propage vers la clavicule. Il ne se produit que dans l'anémie profonde, telle que celle qui succède à une hémorragie grave.

Souffles diastoliques. — *Insuffisance de l'artère*

pulmonaire : L'insuffisance des sigmoïdes pulmonaires est exceptionnelle ; quand elle existe, on constate un souffle diastolique à maximum dans le deuxième espace intercostal gauche, et qui se propage le long du bord gauche du sternum. De plus, on a de l'augmentation de la matité cardiaque, la pointe est entraînée en dehors de la ligne mamelonnaire.

Le souffle cardiopulmonaire ne se perçoit presque jamais au foyer pulmonaire, et alors présente les caractères ordinaires des souffles de cette nature ; mais on ne constate ni augmentation de la matité cardiaque, ni déviation de la pointe.

Insuffisance aortique : Quand le souffle diastolique siège à l'orifice aortique, il n'est pas toujours facile de dire s'il y a insuffisance aortique ou bien souffle cardio-pulmonaire. Dans son cours de la Faculté de 1894, M. le professeur Teissier caractérise ainsi le souffle de l'insuffisance aortique : c'est un souffle qui occupe la diastole tout entière, doux, humé, aspiratif, c'est-à-dire qui n'est pas « d'égale tenue », qui va en s'atténuant « āw̆ĕ » ; mais parfois il est piaulant et peut s'entendre à 10 centimètres du malade (obs. de J. Teissier). Son point d'élection est fort discuté : Bucquoy le plaçait à droite du sternum, Sibson le met à gauche, Landouzy à gauche, dans le quatrième espace intercostal, et le professeur Teissier, avec Fœrster, l'a entendu exclusivement à la pointe (thèse de Marqueyrol).

Le souffle cardio-pulmonaire diastolique de cette région présente, d'après Potain, une très grande analogie de timbre, de tonalité, de siège avec le souffle de l'insuffisance aortique. Toutefois, il est relativement rare, il est plus bref, il ne remplit pas exactement le grand silence, il est en retard sur le début de la diastole et finit avant elle. Il faut avouer que si l'on n'avait que ces signes pour faire un diagnostic ferme, l'on serait souvent embarrassé; heureusement, l'insuffisance aortique a d'autres symptômes qu'il convient de rechercher : hypertrophie du ventricule gauche, pouls capillaire, pouls de Corrigan, battements tumultueux des artères du cou, pouls amygdalien, souffle de Duroziez, et, en plus, tension artérielle très haute. Le souffle cardio-pulmonaire n'est point accompagné de tous ces symptômes, et la *tension artérielle* presque toujours exagérée dans la maladie de Corrigan, figure dans nos observations comme toujours sensiblement au-dessous de la normale. (Obs. IX, XI. XVI.)

Double souffle, systolique et diastolique. — *Aortite chronique :* Il arrive parfois qu'on entend dans la région aortique un souffle systolique suivi d'un souffle diastolique. Ce double souffle fait immédiatement songer à l'aortite chronique; mais quand cette affection existe, on trouve en outre de l'augmentation de la matité aortique, de l'élévation de la sous-clavière, symptômes qui révèlent la dilatation de l'aorte, et en, plus, le double souffle ne présente pas les caractères de variabilité propres aux souffles cardio-pulmonaires.

Chez un malade qui présente à la base un souffle systolique ou diastolique, ou même un double souffle, on ne devra pas se hâter de porter le diagnostic de lésion organique. Une étude approfondie des caractères du souffle et des symptômes qui l'accompagnent permettra le plus souvent de ne pas faire fausse route ; en tout cas, il sera bon de se rappeler la phrase écrite par M. le professeur Potain[1] : « Il ne suffit pas d'avoir entendu un souffle accompagner les bruits du cœur pour être en droit de conclure qu'il existe une lésion de cet organe. »

[1] *Cliniques de la Charité*, p. 364

CHAPITRE IV

PATHOGÉNIE

Depuis que le professeur Potain, dans ses cliniques de la Charité, a transformé du tout au tout l'étude des souffles anorganiques, rares sont les auteurs qui n'admettent pas encore la théorie pulmonaire. Cette théorie rend facilement compte du plus grand nombre de ces souffles, qu'ils soient systoliques ou diastoliques.

Souffle systolique : Nous avons vu que le professeur Potain, sans nier l'existence des souffles anémiques, a démontré que, lorsqu'ils existent, ces souffles se trouvent non pas à l'orifice pulmonaire mais à l'orifice aortique, que ces souffles sont systoliques, et qu'enfin ils sont rares.

Les souffles qui, au contraire, siègent dans la région préinfundibulaire, sont d'origine cardio-pulmonaire et sont dus à une inspiration localisée dans la lame pulmonaire précordiale et produite par le cœur, qui en se contractant diminue de volume, et exerce sur cette lame pulmonaire une sorte d'aspiration. Non seulement dans la région préinfundibulaire, mais en tous les points où des souffles de cette nature se produisent, il est possible de leur appliquer la théorie pulmonaire, qui du reste, est confirmée par l'expérimentation. L'on connaît l'expérience de Fr. Franck, produisant et faisant disparaître à volonté chez un chien le souffle cardio-pulmonaire, suivant qu'il laisse en contact avec le cœur la lame pulmonaire qui le recouvre, ou qu'à l'aide d'un crochet introduit dans la cavité thoracique il supprime tout rapport entre le cœur et le poumon. A l'orifice aortique comme à l'orifice pulmonaire, le bruit extra-cardiaque systolique est produit par une inspiration localisée due au retrait systolique du cœur.

Ces souffles extra-cardiaques systoliques se produisent souvent dans les premiers jours de l'évolution du rhumatisme, alors que l'anémie ne permet pas encore de les expliquer, ou bien tout à fait à la fin d'une attaque de rhumatisme, quand les phénomènes d'anémie ont déjà disparu et ne permettent plus de les comprendre. M. le professeur Potain a démontré qu'ils sont « sous la dépendance de l'excitation anormale du myocarde, que cette excitation peut être la conséquence de l'endocardite, mais qu'elle peut résulter aussi de l'action directe du rhumatisme sur le myocarde avec ou sans endocardite pariétale ».

Deux ou trois ans, quelquefois plus, avant l'apparition d'une aortite, M. le professeur Teissier avait constaté l'existence, dans la région précordiale, parfois d'un souffle systolique, d'autres fois d'un souffle diastolique, et enfin, mais plus rarement, d'un double souffle, systolique et diastolique, qu'il était impossible de mettre sur le compte d'une lésion organique de l'aorte ou de ses valvules, car tous les autres symptômes étaient négatifs. Il fallait donc en chercher l'explication.

Nous avons vu comment le professeur Potain expliquait les souffles systoliques extra-cardiaques ; la théorie pulmonaire suffit encore à expliquer le mécanisme des souffles diastoliques extra-cardiaques et du double souffle constaté parfois :

Souffle diastolique. — Normalement, à chaque systole ventriculaire, l'aorte, grâce à sa constitution, se laisse distendre par l'ondée sanguine, pour revenir à son volume normal au moment de la diastole ventriculaire : c'est la systole artérielle. Que, pour une raison ou pour une autre, il existe un certain degré d'excitation du bulbe aortique, l'aorte se distendra plus facilement, reviendra sur elle-même d'une façon plus brusque et fera, par conséquent, un appel d'air dans la lame pulmonaire qui la recouvre, d'où souffle cardio-pulmonaire coïncidant avec la diastole ventriculaire.

Le souffle diastolique extra-cardiaque de la base devient ainsi tout aussi bien que le souffle systolique extra-cardiaque « du murmure vesiculaire modifié », d'autant mieux que dans certains cas on a pu saisir sous l'oreille la transformation de ce bruit de souffle en bruit respiratoire saccadé (obs. VIII); et (obs. XIX) où nous notons à la base un triple bruit de souffle d'origine pulmonaire.

Double souffle. — Si l'excitation réflexe porte en même temps sur le cœur et sur l'aorte, la contraction ventriculaire sera plus énergique, partant le retrait systolique plus prononcé, d'où aspiration pulmonaire et souffle systolique cardio-pulmonaire. L'aorte, sollicitée plus vivement par une contraction ventriculaire plus énergique, se laissera plus facilement distendre puis revenant sur elle-même par un brusque retrait, elle provoquera un appel d'air dans la lame pulmonaire superposée et la veine fluide ainsi réalisée produira un souffle diastolique cardio-pulmonaire.

Il est un certain nombre d'objections qu'on ne manquera pas de nous faire et auxquelles nous désirons répondre avant d'aller plus loin. Pourquoi, nous dira-t-on, ne pas admettre une *expiration localisée*, comme le voulait d'ailleurs Parrot, produite soit par le cœur se dilatant au moment de sa diastole et venant comprimer le poumon qui le recouvre, soit par l'aorte cédant sous la brusque ondée ventriculaire et pressant sur la lame pulmonaire en rapport avec elle? Dans ses leçons de 1897, M. le professeur Teissier a répondu pour nous à cette première objection. Le phénomène de l'expiration localisée peut évidemment se produire, mais en principe ce phénomène doit être silencieux et par conséquent nous échapper. On a peine à comprendre en effet, qu'il puisse donner lieu à un bruit de souffle, car il résulte des expériences de Chauveau et Bondet que le bruit expiratoire perçu pendant l'auscultation est surtout un bruit laryngé.

On nous demandera certainement encore pourquoi ces souffles, qui en somme ne répondent à aucune lésion anatomique, ne se rencontrent pas chez tous les sujets. C'est que chez tous les sujets on ne rencontre pas les conditions nécessaires à leur production et en particulier l'irritation des plexus cardiaques ou aortiques susceptible de provoquer par voie réflexe l'excitation du cœur propice à la production des bruits cardio-pulmonaires. On trouve fréquemment, dans l'étiologie de l'aortite aiguë ou chronique, de l'insuffisance aortique d'origine cardiaque, de l'insuffisance aortique d'origine artérielle ou maladie d'Hogdson, un certain nombre de maladies, telles que le rhumatisme aigu ou chronique, la syphilis, le tabes, le satunisme, la fièvre typhoïde, le paludisme. Toutes ces affections sont susceptibles de provoquer sur le cœur ou sur l'aorte l'excitation réflexe nécessaire pour la production de l'aspiration pulmonaire. Cette excitation cardiaque ou aortique serait même pour nous le signe avant-coureur d'une lésion définitive de l'aorte ou de ses valvules.

Mais, de même que le professeur Potain n'a jamais voulu dire que tous les souffles cardio-pulmonaires systoliques entendus dans la région préventriculaire signifiaient endocardite, de même il n'est jamais venu à l'esprit de M. le professeur Teissier d'affirmer que tous les souffles cardio-pulmonaires de la région aortique signifient aortite. Seulement, dans un certain nombre de cas, il était impossible de ne pas noter la succession des symptômes. Chez un malade arthritique ou névropathe, on constatait à l'orifice ou sur le trajet de l'aorte l'existence d'un souffle systolique ou diastolique, ou même d'un double souffle ayant les caractères d'un bruit cardio-pulmonaire. Ce phénomène, après avoir été constaté plusieurs fois de suite, disparaissait pour un temps plus ou moins long, quelquefois pour toujours, mais le plus souvent réapparaissait bientôt sous l'influence d'une nouvelle excitation cardiaque ou aortique. Puis réexaminant le malade quelques mois plus tard, on ne constatait plus le souffle cardio-pulmonaire, mais on notait un second bruit mieux frappé qu'auparavant et présentant un éclat inaccoutumé. Cette accentuation du deuxième bruit aortique peut très bien rester pendant longtemps le seul témoin des poussées d'aortite, mais que l'affection évolue, et bientôt on verra apparaître le double souffle, organique cette fois, révélateur de la maladie d'Hogdson.

Tout à fait au début, quand l'aorte était encore saine, elle se laissait facilement distendre sous l'influence de l'excitation réflexe, et produisait par sa systole le bruit cardio-pulmonaire correspondant à la diastole ventriculaire. Que l'excitation disparaisse et le bruit du souffle disparaîtra avec elle, mais que bientôt une nouvelle poussée se produise, l'aorte se distend moins bien, le souffle a moins de chance de se produire, l'aortite même peut être déjà constituée et comme preuve l'on a le « bruit de derbouka » fourni par les valvules sigmoïdes sclérosées; puis, que la lésion évolue toujours, l'aorte dilatée, sclérosée à son tour, ayant perdu son élasticité, ne revient plus sur elle-même et ne produit par conséquent plus l'aspiration pulmonaire cause du bruit extra-cardiaque. A sa place, on trouve un souffle systolique d'aortite et un souffle diastolique d'insuffisance, la maladie d'Hogdson existe.

La théorie pulmonaire nous a expliqué la production des souffles cardio-pulmonaires de la base, et nous avons cru devoir signaler les rapports qui existent parfois entre ces souffles extra-cardiaques et l'aortite chronique. Il nous reste, avant de conclure, à signaler l'opinion de quelques auteurs sur la pathogénie des souffles diastoliques extra-cardiaques de la base,

Devant l'inconstance de ces souffles, on a songé tout d'abord à incriminer l'insuffisance fonctionnelle des valvules sigmoïdes de l'aorte. Dans la thèse de Serullaz (Lyon 1893) nous avons en effet trouvé des observations de souffle diastolique inconstant, mais toutes les fois qu'il était constaté, on notait en même temps tous les signes de l'insuffisance aortique, et en particulier hypertrophie du cœur et hypertension artérielle sensible. En même temps que le souffle diastolique disparaissait, on constatait la disparition des autres symptômes, la matité précordiale diminuait, et la tension artérielle baissait. Dans nos observations, au contraire, le souffle diastolique a rarement coincidé avec un gros cœur, bien plus souvent le cœur a été trouvé normal ou même petit; on a noté en outre une tension artérielle basse ou moyenne.

Quelques auteurs, et notamment Duroziez, Litten, Sahli, Weill, font du souffle diastolique de la base sans lésion orificielle, un souffle d'origine veineuse, mais ne s'entendent point quand il s'agit de savoir dans quelle veine il prend naissance. Pour Duroziez, c'est dans la veine cave supérieure, pour M. le professeur Weill, c'est dans les veines pulmonaires; pour Sahli, c'est dans la veine jugulaire ou dans la veine cave supérieure. Litten appelle ces souffles sans altération anatomique des souffles accidentels, ce qui d'après Huchard « ne veut rien dire », et les localise dans la veine cave supérieure ou dans la veine porte.

En lisant l'observation de Duroziez, on s'aperçoit que les souffles signalés ressemblent à s'y méprendre à des souffles cardio-pulmonaires : le souffle de l'observation de Duroziez est mobile, variable dans son moment d'apparition et dans son intensité, et ce n'est que par exclusion que l'auteur arrive à le localiser dans la veine cave supérieure.

Dans le *Bulletin de la Société biologique* de février 1860, Eugène Fournier fait connaître une observation recueillie par lui dans le service de Gübler. Chez un malade on avait un double souffle au cœur sans altération des valvules. Après l'autopsie, Gübler attribuait le bruit de souffle du second temps à la vibration d'une plaque saillante, dans l'intérieur de l'aorte, au moment où le sang retombait sur les sigmoïdes. A la même séance, d'ailleurs, Marey réfutait cette hypothèse : on ne peut admettre la vibration de la plaque calcaire sous l'influence d'un courant rétrograde. En effet, au point où siège cette plaque, point qui est très rapproché de l'orifice aortique, il ne saurait y avoir mouvement rétrograde du sang sans insuffisance des valves, et s'il y avait insuffisance, il est inutile de rechercher pour expliquer la production du bruit, une autre cause que l'insuffisance. De la discussion à laquelle prirent part Gübler, Marey, Vulpian il résulta que le bruit de souffle constaté pendant la vie du malade ne pouvait encore s'expliquer. M. le professeur Potain n'avait pas encore publié ses travaux sur les souffles cardio-pulmonaires, parmi lesquels le souffle du malade de Gübler nous semble pouvoir être rangé.

CHAPITRE V

CONDUITE A TENIR EN PRÉSENCE D'UN SOUFFLE CARDIO-PULMONAIRE DE LA BASE

La présence de souffles cardio-pulmonaires à la base du cœur dénote généralement l'intégrité de l'aorte et de ses valvules, mais prouve dans un grand nombre de cas, un certain degré d'excitation cardiaque ou aortique pouvant, au bout d'un temps plus ou moins éloigné, faire place à des lésions définitives. Ce n'est pas quand l'aortite sera constituée, quand les valvules seront insuffisantes, que le médecin aura quelque pouvoir sur les lésions; mieux vaut prévenir que guérir. Et puisque nous croyons avoir démontré que les souffles cardio-pulmonaires de la base annoncent ou précèdent souvent l'apparition d'une affection organique localisée sur l'aorte ou sur ses valvules, c'est au moment où l'on constatera ces souffles cardio-pulmonaires, surtout si l'on est en droit, par un examen sérieux du malade, d'éliminer les conditions pathologiques générales autres que l'aortite naissante qui sont susceptibles de les produire (chlorose, infections etc.) et s'il existe dans ses antécédents des infections ou des autointoxications capables de localisation artérielle que devra être institué le traitement de l'aortite : on prescrira donc avec une révulsion persévérante les préparations iodées, le bicarbonate de soude, un régime, une hygiène, sévères; et de cette sorte si le praticien n'est pas certain d'enrayer à coup sûr la marche de l'aortite du moins en a-t-il presque sûrement retardé, quelquefois de longtemps son apparition, pour le plus grand bien de son malade.

CONCLUSIONS

I. On peut entendre chez un sujet en état de santé apparente, dans la région basilaire du cœur et plus particulièrement dans la région préaortique, des souffles extracardiaques simulant, à s'y méprendre, les souffles qui, ordinairement, trahissent les lésions organiques de l'orifice aortique ou de l'aorte.

II. Ces souffles, bien qu'incontestablement d'origine cardio-pulmonaire, puisqu'ils présentent à l'auscultation les caractères essentiels et classiques des souffles extracardiaques vulgaires, bien que ne correspondant pas à une lésion orificielle patente, n'en doivent pas moins être pris en très sérieuse considération, surtout lorsqu'ils se présentent dans des conditions d'âge ou de santé antérieure compatibles avec l'existence possible d'une détermination pathologique sur la crosse aortique.

III. Les faits cliniques démontrent, en effet, qu'une détermination aortique nette a suivi souvent de quelques mois l'époque où des souffles cardio-pulmonaires avaient été constatés. Il se peut même qu'ils aient disparu au moment où des signes certains d'aortite (augmentation de la matité préaortique, bruit de derbouka avec hypertension) ont été notés.

Plus tard, si le processus inflammatoire a progressé, ils peuvent être remplacés par des souffles d'origine orificielle indéniable.

IV. Les souffles extracardiaques ont donc une valeur séméiologique réelle, et il semble bien qu'on soit autorisé à étendre aux lésions de l'aorte la conception formulée à si juste titre par Potain pour les lésions de l'endocarde, à savoir qu'un souffle cardio-pulmonaire de la région mésocardiaque précède souvent une lésion endocarditique, et l'indique à coup sûr quand il coïncide avec certaines modifications dans le timbre et la sonorité des bruits valvulaires.

V. Quant à l'interprétation du phénomène, il semble qu'on doive la chercher dans les accidents d'excitation cardio-aortique produisant des aspirations localisées dans le poumon. Le souffle mésosystolique est dû à une contraction plus énergique du cœur, qui en diminuant de volume fait un appel d'air dans la lame pulmonaire qui le recouvre (Potain). Le souffle diastolique paraît être sous la dépendance d'une excitation réflexe portant sur l'aorte encore saine ou peu lésée, et amenant du fait d'une distension artérielle plus brusque, une expansion plus étendue du vaisseau et par suite un retrait plus accentué d'où résulte une aspiration localisée dans la lame pulmonaire en contact avec l'aorte. La disparition du bruit diastolique peut s'expliquer par la perte de l'élasticité du vaisseau sclérosé devenu incapable de subir le même mouvement d'expansion et de retrait.

VI. L'importance pratique de ces notions est grande, puisqu'elle permet de diagnostiquer une aortite au début, de la soupçonner tout au moins, bien avant l'apparition des symptômes ordinairement cherchés, et conduit à instituer un traitement d'autant plus efficace qu'il sera plus précoce.

NOTICE BIBLIOGRAPHIQUE

BAMBERGER, Lehrb. der Krankenheiten des Herzens, Wien, 1857.

BARIÉ, Bulletin de la Soc. méd. des hôpitaux de Paris. Les souffles cardio-pulmonaires diastoliques. Séance du 20 mars 1896. Vraie et pseudo-insuffisances aortiques (Arch. gén. de méd.), mars 1896.

— Traité pratique des maladies du cœur et de l'aorte, 1900.

BERTIN et BOUILLAUD, Traité des maladies du cœur et des gros vaisseaux, 1824.

BONDET, Recherches physiologiques sur le mécanisme des bruits respiratoires.

BOUILLAUD, Traité clinique du rhumatisme articulaire aigu, 1840.

BUREAU, Etude sur les aortites (thèse de Paris, 1893. Les aortites (1895).

CHARCOT et BOUCHARD, Traité de médecine (1894).

DEBOVE et ACHARD, Manuel de médecine (1894).

DERCLE, Contrib. à l'étude des souffles extra-cardiaques de la pointe (thèse de Lyon, 1892)

DUROZIEZ, Un souffle au deuxième temps avec valves aortiques intactes (Union médicale, 1885).

FOURNIER (Eugène), Double bruit de souffle au cœur sans altération des valvules (Bulletin de la Soc. de biol., février 1860).

FRIEDREICH, Virchow's Handb., 1855.

GUTTMANN, Lehrb der Klinish, Berlin, 1878.

HUCHARD, Maladies du cœur et des vaisseaux (Bulletin soc. méd. des hôpitaux, séance du 13 mars 1896).

LAENNEC, Auscultation médiate, 2e édit., t. II, 1826.

Lancereaux, les Aortites, 1894.

Laveran et Teissier, Nouveaux éléments de path. méd., t. II.

Litten, Deutsch. medicin. Wochens., février 1887.

Magdelaine, Contribution à l'étude des souffles cardiopulmonaires diastoliques de la base (th. de Paris, 1897).

Marqueyrol, Variabilités et différentes modalités du souffle révélateur de l'insuffisance aortique (th. de Lyon, 1890).

Paul (Constantin), Diagnostic et traitement des maladies du cœur, 2e édition (1887).

Plicqué, Les aortites aiguës et leur traitement (Presse médicale, 9 décembre 1897).

Potain, Cliniques de la Charité, 1894.

— Des bruits extra-cardiaques (Semaine médicale, 1885).

— Du bruit respiratoire saccadé et des souffles extra-cardiaques (Revue mensuelle de médecine et de chirurgie, 1re année 1877).

Peter, Traité clinique et pratique des maladies du cœur et de la crosse de l'aorte.

Sahli, Correspond. Blatt. f. Schweitzer Aertze, 1885 et 15 janvier 1895.

Serullaz (Ed.), Contrib. à l'étude de l'insuff. aort. fonct. (thèse de Lyon, 1893).

Teissier (J.), les Albuminuries curables (Actualités médicales), 1900.

— Cours de la Faculté 1894. Maladies de cœur.

— — 1897 —

— — 1901. Rhumatisme articulaire aigu. Seméiologie de la pression artérielle.

— Mal perforant des valvules aortiques des ataxiques (Soc. nat. de méd. de Lyon, 2 mai 1887, Lyon médical).

Thérèse, Des aortites aiguës. Leur rôle dans les lésions chroniques de l'aorte (Gazette des hôpitaux de Paris, 1892).

Tripier et Devic, article Cœur et Vaisseaux, in Pathologie générale de Bouchard, t. IV.

Weill, Province médicale du 15 septembre 1895.

Weiss (cité par Potain), Wien. med. Woch., no 6, 1888.

TABLE

Introduction 9

Chapitre premier. — Historique 13

Chapitre II. — Observations et statistique. 19

Chapitre III. — Diagnostic 66

Chapitre IV. — Pathogénie 76

Chapitre V. — Conduite à tenir en présence d'un souffle cardio-pulmonaire de la base. 84

Conclusions 85

Notice Biliographique. 89

Lyon. — Imp. A. Rey, 4, rue Gentil. — 28408

www.ingramcontent.com/pod-product-compliance
Ingram Content Group UK Ltd.
Pitfield, Milton Keynes, MK11 3LW, UK
UKHW020403230726
13925UKWH00003B/1240